Babak Shekarchi, MD
Jalal Kargar, MD
Golmis Abdolmohammadi, MD

Radiologia do tórax

Babak Shekarchi, MD
Jalal Kargar, MD
Golmis Abdolmohammadi, MD

Radiologia do tórax

ScienciaScripts

Imprint

Cover image: www.ingimage.com

This book is a translation from the original published under ISBN 978-3-639-66371-6.

Publisher:
Sciencia Scripts
is a trademark of
Dodo Books Indian Ocean Ltd. and OmniScriptum S.R.L publishing group

120 High Road, East Finchley, London, N2 9ED, United Kingdom
Str. Armeneasca 28/1, office 1, Chisinau MD-2012, Republic of Moldova, Europe
Managing Directors: Ieva Konstantinova, Victoria Ursu
info@omniscriptum.com

Printed at: see last page
ISBN: 978-620-8-64212-9

Radiologia do tórax

Por

Babak Shekarchi, MD

Professor de Radiologia, Departamento de Radiologia, Faculdade de Medicina, Universidade de Ciências Médicas AJA, Irão

Jalal Kargar, MD

Professor Assistente de Radiologia, Departamento de Radiologia, Faculdade de Medicina, Universidade de Ciências Médicas AJA, Irão

Golmis Abdolmohammadi, MD

Residente de Radiologia, Departamento de Radiologia, Faculdade de Medicina, Hospital Imam Reza, Universidade de Ciências Médicas AJA, Irão

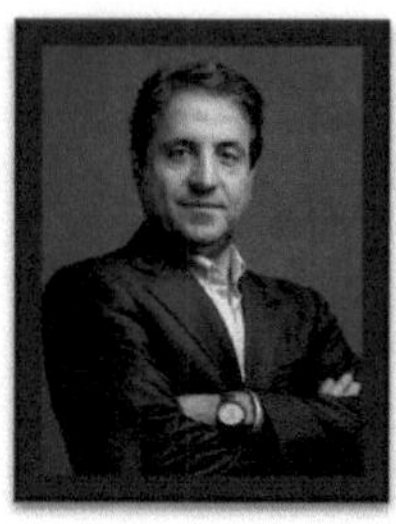

Babak Shekarchi, MD

Professor de Radiologia, Departamento de Radiologia, Faculdade de Medicina, Universidade de Ciências Médicas AJA, Irão

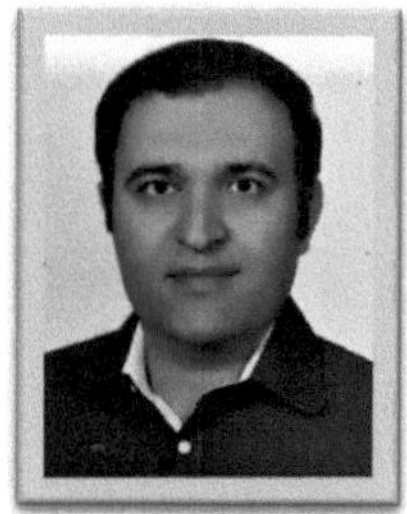

Jalal Kargar, MD

Professor Assistente de Radiologia, Departamento de Radiologia, Faculdade de Medicina, Universidade de Ciências Médicas AJA, Irão

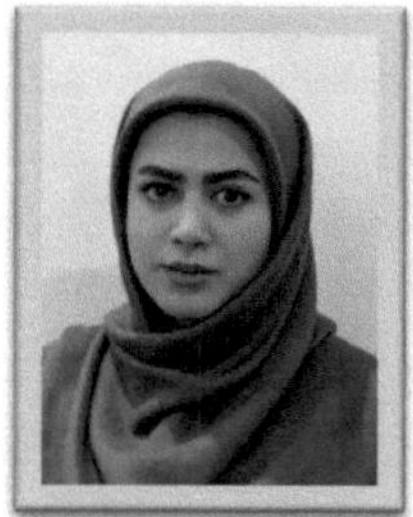

Golmis Abdolmohammadi, MD

Residente de Radiologia, Departamento de Radiologia, Faculdade de Medicina, Hospital Imam Reza, Universidade de Ciências Médicas AJA, Irão

Dedicado aos Anjos Misericordiosos que:

O senhor dos mundos, que começou a guiar os seus servos com o ensinamento da pena. Os meus pais, cuja presença é para mim uma coroa de honra e cujo nome é a razão da minha existência, porque estas duas existências, depois do senhor, foram a fonte da minha existência, pegaram na minha mão e ensinaram-me a caminhar neste vale cheio de altos e baixos.

Conteúdo

Capítulo I

Interpretação básica da radiografia do tórax

Introdução

O tórax é a parte superior do corpo humano e é um conjunto de ossos, músculos, vasos sanguíneos e sistema nervoso. O coração e os pulmões são dois órgãos vitais situados nesta parte do corpo e atrás das costelas. A cabeça e a parte superior do pescoço, os membros superiores de ambos os lados e os órgãos digestivos estão situados por baixo do tórax.

Ossos do peito

A parte óssea da anatomia do tórax consiste no esterno, nas costelas e nas vértebras torácicas. O esterno é um dos ossos largos do esqueleto humano, localizado na linha média do tórax. Este osso em forma de T é uma das estruturas de proteção dos órgãos internos do tórax. Este osso é composto por três partes: o manúbrio, o corpo e o processo xifoide, que estão ligados por cartilagem na infância, mas, na idade adulta, a cartilagem transforma-se em osso e o esterno de peça única faz parte da anatomia do tórax.

1- Manúbrio: Esta parte é a parte mais alta do esterno e do trapézio. A depressão da parte superior deste osso é denominada incisura jugular. O tecido conjuntivo e a cartilagem desta parte participam na formação da articulação com a extremidade média da clavícula, das articulações do esterno e da clavícula. As cartilagens de ambos os lados deste osso participam na formação da articulação com a primeira e a segunda costelas. A parte inferior deste osso forma a articulação com o corpo.

O esterno é composto por três partes:

1- Corpo: O corpo é a maior parte do esterno, cuja parte superior forma a articulação com o manúbrio e a parte inferior forma a articulação com o processo xifoide. Este osso forma a articulação com as costelas 3 a 6 de ambos os lados.

2- Processo xifoide: O processo xifoide é a parte mais pequena do esterno. O processo xifoide é constituído por tecido cartilagíneo que se transforma em osso na quarta década de vida. A parte inferior deste osso situa-se ao nível da décima vértebra torácica (T10) e, em algumas pessoas, articula-se com a sétima costela.

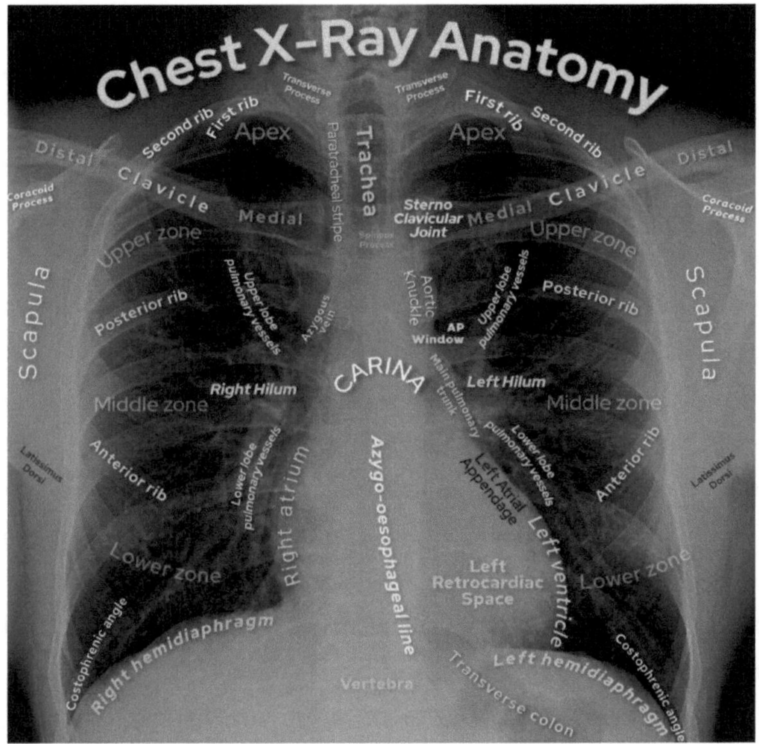

Figura 1. Interpretação básica da radiografia de tórax

Costeletas

As costelas são um conjunto de 6 pares de ossos que formam a caixa anatómica do tórax. Cada um destes ossos articula-se com as vértebras torácicas na parte posterior do corpo e está ligado ao esterno por cartilagens costais. Para além de protegerem o coração e os pulmões, estes ossos ajudam a alterar a pressão na cavidade torácica e a respiração. A estrutura das costelas 3 a 9 é diferente das costelas 1, 2, 10, 11 e 12.

1- Costelas 3 a 9: O osso destas costelas é constituído por uma cabeça, um pescoço e um tronco ou haste. Existem dois locais de articulação de ambos os lados da saliência da cabeça, um dos quais se encontra ao nível do osso vertebral e o outro forma uma articulação com o osso da vértebra superior. O pescoço é a parte situada entre a cabeça e o corpo, cuja saliência forma uma articulação com o processo transverso da vértebra. O tronco, a maior parte deste osso, é largo e curvo. O sulco interno da haste é o local de passagem dos nervos e dos vasos torácicos. A parte terminal das 3ª a 7ª costelas está ligada ao corpo do esterno por uma cartilagem costal independente. O 7º e o 8º ossos estão ligados às cartilagens das costelas anteriores.

2- Costela 1: A costela 1 é mais curta do que as outras costelas e tem apenas um espaço articular para as vértebras do seu mesmo nível. Os dois sulcos na superfície superior deste osso são o local de passagem das veias subclávias. A parte anterior deste osso está ligada ao osso manúbrio por uma cartilagem costal.

3- Costela 2: A costela 2 é mais estreita e mais comprida do que a costela 1. Os dois espaços articulares da cabeça deste osso formam uma articulação com a 2ª (T2) e a 1ª (T1) vértebras torácicas. A saliência na face superior deste osso é a origem do músculo costal anterior. A extremidade anterior deste osso está ligada à extremidade do manúbrio por uma cartilagem costal.

4- Costela 10: A cabeça desta costela, tal como o cilindro da costela 2, tem apenas um espaço articular que participa na formação da articulação com o osso vertebral ao mesmo nível. A extremidade anterior deste osso está ligada às cartilagens costais superiores.

5- Costela 11 e costela 12: Não há redondo nestes dois ossos e o único espaço articular que existe na cabeça forma a articulação com o osso vertebral ao mesmo nível. A extremidade anterior destes ossos é livre.

Vértebras torácicas

A coluna torácica situa-se entre a coluna cervical e a coluna lombar e é constituída por 12 vértebras, com discos intervertebrais que preenchem o espaço entre elas. Os troncos destas vértebras têm a forma de um coração. Existem duas superfícies articulares de cada lado do tronco para a articulação costal. Os processos transversos destas vértebras fornecem um local para a articulação das vértebras T1 a T10. Os seus processos cuneiformes e longos protegem a medula espinal de lesões.

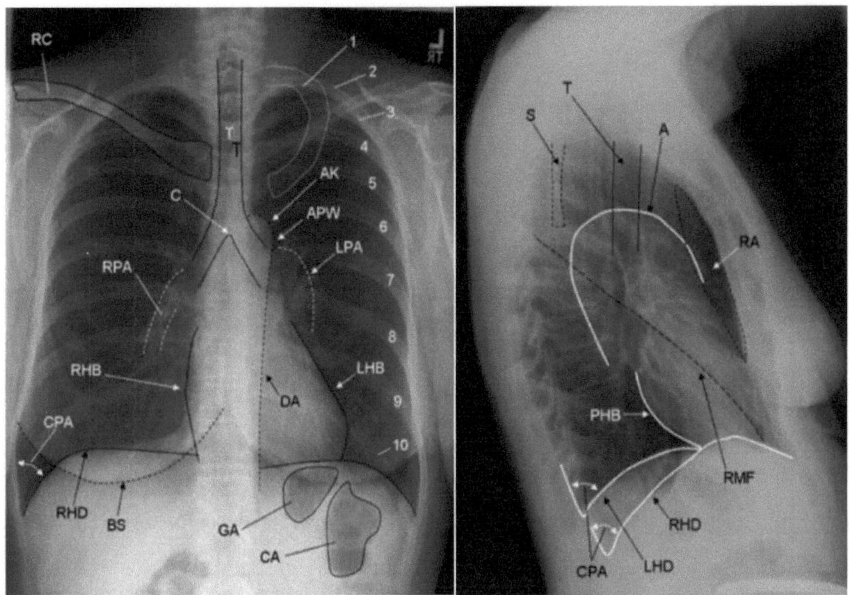

Figura 2. Interpretação básica da radiografia do tórax

Anatomia dos músculos peitorais

Os músculos costais, os músculos transversos e o diafragma são os três principais músculos da anatomia do tórax que participam na formação da parede torácica. Os músculos esqueléticos intercostais estão localizados em três superfícies: externa, interna e profunda. A contração destes três grupos musculares é estimulada pelos nervos intercostais T1 a T11.

1- Músculos intercostais externos: 11 pares de músculos intercostais externos estão localizados entre as costelas 1 a 12 e ao longo dos músculos oblíquos abdominais externos. Estes músculos partem da face inferior da costela e ligam-se à face superior da costela seguinte. A sua contração aumenta o volume do tórax ao elevar as costelas.

2- Músculos intercostais internos: Estes músculos largos estão situados abaixo dos músculos intercostais externos e continuam até ao músculo oblíquo abdominal interno. Os músculos intercostais externos partem da face inferior da costela e ligam-se à face superior da costela seguinte. A contração destes músculos, tal como os músculos externos, reduz o volume do tórax ao elevar e retrair as costelas.

3- Músculos intercostais profundos: Estes músculos estão localizados abaixo dos músculos intercostais internos e nas paredes exteriores do tórax. O tecido nervoso e os vasos do tórax separam estes músculos dos músculos internos. A contração destes músculos reduz o volume do tórax, elevando e retraindo as costelas. Os quatro pares de músculos peitorais transversos originam-se na superfície dorsal do processo xifoide e ligam-se às superfícies mediais das costelas 2 a 6. A contração destes músculos esqueléticos é inervada pelos nervos intercostais T2 a T6 e retrai ligeiramente as costelas. Estes músculos alteram o volume do tórax durante a respiração profunda. Os músculos subcostais originam-se na superfície inferior da costela e ligam-se à superfície superior da segunda ou terceira costela inferior. Estas fibras musculares são paralelas aos músculos intercostais profundos. Estes músculos acessórios da respiração são inervados pelos nervos intercostais e ajudam a reduzir o volume do tórax.

Diafragma

O músculo esquelético diafragma situa-se por baixo das costelas do tórax. Este músculo em forma de cúpula separa o tórax da cavidade abdominal e dos órgãos digestivos. Além disso, a contração e a expansão da cavidade torácica alteram o volume do tórax durante a inspiração e a expiração. O diafragma é um músculo grande e plano cujas várias partes têm origem nas vértebras lombares, nas cartilagens costais 7-10 e no processo xifoide.

A contração do diafragma é estimulada pelos nervos motores frénicos e as artérias frénicas inferiores fornecem a maior parte do seu fornecimento de sangue. As duas saliências deste músculo estão situadas de cada lado do pericárdio e, devido à

presença do fígado, a cúpula direita é ligeiramente mais elevada do que a cúpula esquerda em repouso. O músculo que tem origem nas vértebras lombares é a parte tendinosa do diafragma, que forma as pernas direita e esquerda deste músculo.
A perna direita começa nas vértebras L1 a L3 e nos discos intervertebrais. Algumas das fibras desta perna formam o esfíncter na boca do esófago. A perna esquerda começa nas vértebras L1 e L2 e nos discos intervertebrais. Os tendões unem-se para formar o tendão central. O tendão central liga-se ao tecido fibroso do pericárdio. A fissura esofágica, venosa e aórtica é a única via de comunicação entre o tórax e a cavidade abdominal no diafragma.

1- Fissura venosa: A veia cava inferior e os ramos terminais dos nervos frénicos entram no tórax através desta fissura. Esta fissura situa-se ao nível da vértebra T8.

2- Fissura esofágica: O esófago, os ramos direito e esquerdo do nervo vago e o ramo esquerdo da artéria e da veia abdominal entram na cavidade abdominal através desta fissura. Esta fissura situa-se ao nível da vértebra T10.

3- Fissura aórtica: A aorta, a veia ázigo e o ducto linfático torácico passam por esta fissura. Esta fissura situa-se ao nível da vértebra T12.

Músculos do peito

Os músculos peitoral maior, peitoral menor, serrátil anterior e subclávio são músculos esqueléticos que se encontram na parede anterior do tórax. O músculo peitoral maior é o músculo mais externo que se encontra sobre as costelas.
A cabeça clavicular deste músculo origina-se da superfície anterior da clavícula, a cabeça esternocostal da superfície anterior do esterno e das cartilagens costais 1 a 6, e a cabeça abdominal (reto) da camada superior da bainha do reto. Todas as fibras musculares deste músculo encontram-se juntas e fixam-se à tuberosidade maior do úmero. Este músculo contribui para a deslocação dos membros superiores. O peitoral menor situa-se abaixo do peitoral maior.
Este músculo origina-se da superfície anterior e das cartilagens costais 3 a 5 e insere-se na borda medial e no processo coracoide do ombro. Este músculo estabiliza a posição do ombro no tórax e ajuda nos movimentos dos membros

superiores. O serrátil anterior é outro músculo extra-torácico que ajuda a moldar o corpo. A cabeça superior deste músculo tem origem no tecido conjuntivo intercostal e nas costelas 1 e 2, a cabeça média nas costelas 3 e 6 e a cabeça inferior nas costelas 7 e 8. Cada uma destas cabeças fixa o ombro ao tórax, ligando-se a uma secção da omoplata. A contração deste músculo ajuda a elevar, baixar e rodar o ombro.

Os dois músculos cilíndricos e pequenos da subclávia ligam a cartilagem terminal da primeira costela à parte anterior da superfície inferior da clavícula. A função deste músculo é proteger os vasos subclávios e o plexo nervoso brônquico.

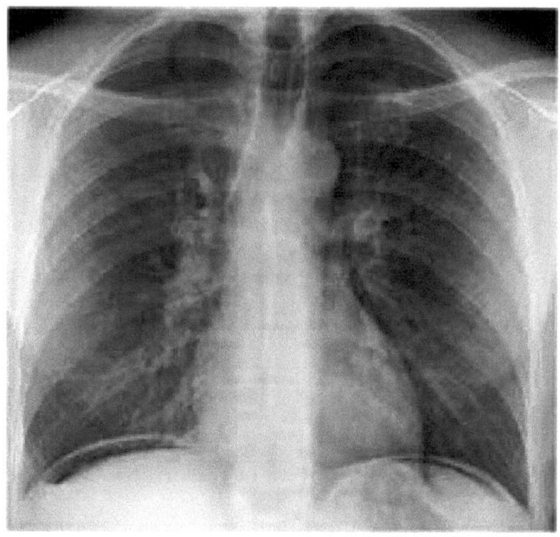

Figura 3. Interpretação de uma radiografia de tórax anormal

Tecido conjuntivo do tórax

O tecido conjuntivo do tórax é um tipo de tecido seroso que cobre a parede torácica e a superfície externa dos pulmões. Este tecido ajuda a reduzir a fricção durante a respiração e é designado por pleura. Este tecido é constituído por duas partes: a visceral e a parietal. A parte visceral está situada no tecido costal do pulmão e a parte parietal cobre a superfície interna da cavidade torácica. Estas duas camadas estão ligadas no hilo do pulmão. Entre estas duas partes encontra-se o espaço pleural, que está cheio de líquido.

1- Camada visceral da pleura: Esta camada é um tecido conjuntivo que se situa sobre o epitélio externo do pulmão e que, para além de proteger o pulmão, contribui para aumentar o seu volume durante a respiração.

2- Camada parietal da pleura: Esta camada cobre a parede do mediastino, a parede interna das costelas, a parte superior do diafragma e a região cervical do tórax, sendo a sua espessura superior à da camada visceral.

3- Espaço interpleural: O espaço interpleural é um espaço hipotético (espaço muito pequeno) entre a camada visceral e a parede pleural que é preenchido por um líquido seroso. Este líquido reduz a fricção entre as camadas da pleura quando o tórax sobe e desce. Além disso, a tensão superficial que cria faz com que as camadas viscerais e a parede se movam em conjunto.

Radiografia do tórax

Uma radiografia ao tórax produz imagens do coração, pulmões, vasos sanguíneos, vias respiratórias e ossos do tórax e da coluna vertebral. Uma radiografia ao tórax pode revelar líquido dentro ou à volta dos pulmões ou ar à volta dos pulmões. Se for ao médico com dores no peito, lesões no peito ou falta de ar, ser-lhe-á feita uma radiografia ao peito. Com estas imagens, o médico pode determinar a presença de problemas como problemas cardíacos, pneumonia, pneumotórax, costelas partidas, enfisema, cancro ou qualquer outra doença.

A radiografia do tórax é uma forma comum de diagnosticar doenças. Também pode ser utilizada para determinar a eficácia de um determinado tratamento. Algumas pessoas fazem uma série de radiografias do tórax ao longo do tempo para ver se um problema está presente, a melhorar ou a piorar. Uma radiografia ao tórax ajuda o médico a diagnosticar problemas no coração e nos pulmões.

Utilizações de uma radiografia do tórax

1- Determinar o estado dos seus pulmões: Uma radiografia do tórax pode detetar cancro, infeção ou acumulação de ar no espaço à volta dos pulmões.

Também é utilizada para mostrar doenças pulmonares crónicas, como enfisema ou fibrose quística, e as complicações associadas a estas doenças.

Ver o estado das suas vias respiratórias através de uma radiografia do tórax

1- Problemas pulmonares relacionados com o coração: Uma radiografia do tórax pode detetar alterações ou problemas nos pulmões causados por problemas cardíacos. Por exemplo, a presença de líquido nos pulmões (edema pulmonar) pode ser o resultado de uma insuficiência cardíaca congestiva.

2- Determinação do tamanho e da forma do coração: As alterações do tamanho e da forma do coração podem indicar insuficiência cardíaca, líquido à volta do coração (derrame pericárdico) ou problemas nas válvulas cardíacas.

3- Vasos sanguíneos: Uma vez que o contorno dos grandes vasos perto do coração pode ser visto numa radiografia do tórax, pode identificar aneurismas da aorta, outros problemas nos vasos sanguíneos ou doenças cardíacas congénitas.

Detetar possíveis problemas relacionados com o coração através de uma radiografia ao tórax

1- Depósitos de cálcio: Uma radiografia do tórax pode identificar a presença de cálcio no coração e nos vasos sanguíneos. A presença de depósitos de cálcio pode indicar danos nas válvulas cardíacas, nas artérias coronárias, no músculo cardíaco ou no saco que rodeia o coração. Os depósitos de cálcio nos pulmões devem-se frequentemente a uma infeção antiga e não tratada.

2- Fracturas: As fracturas das costelas e da coluna vertebral ou outros problemas ósseos podem ser visíveis numa radiografia do tórax.

3- Alterações pós-operatórias: A radiografia do tórax é muito útil para monitorizar a recuperação de um doente após uma cirurgia ao tórax, como uma cirurgia ao coração, aos pulmões ou ao esófago. O médico pode observar e examinar quaisquer linhas ou tubos colocados durante a cirurgia para verificar se existem fugas de ar ou áreas de acumulação de fluidos ou ar.

-4Marcapasso, desfibrilador ou cateter: Os pacemakers e desfibrilhadores têm fios que se ligam ao coração e ajudam a garantir que o coração está a bater normalmente

Um cateter é um tubo muito pequeno utilizado para administrar medicamentos ou para fazer diálise. Normalmente, é efectuada uma radiografia ao tórax após a colocação de dispositivos médicos para garantir que estão no lugar.

Riscos de uma radiografia do tórax

Poderá estar preocupado com a sua exposição aos raios X, especialmente se os fizer regularmente, mas a quantidade de radiação de um raio X é muito baixa, ainda mais baixa do que a quantidade de radiação que recebe do ambiente. Embora os benefícios desta radiografia ultrapassem os riscos, pode ser-lhe dada uma bata de proteção. Se estiver grávida ou pensar que pode estar grávida, deve informar o seu médico. O procedimento pode ser efectuado de forma a proteger o abdómen da radiação.

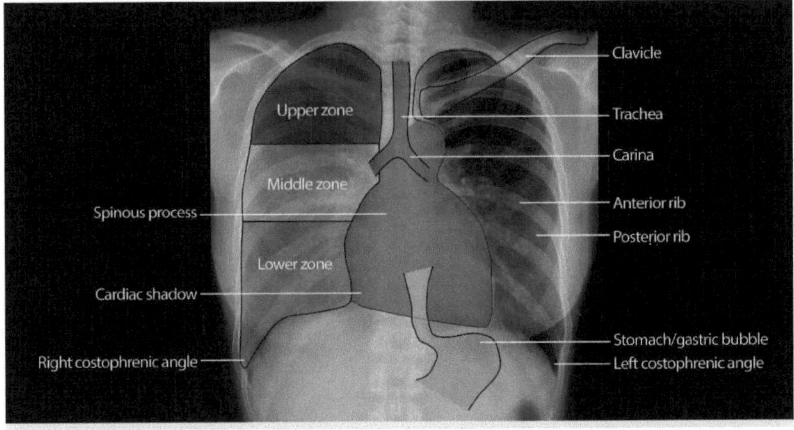

Figura 4. Como interpretar as radiografias do tórax (raios X)

O que fazer antes da radiografia

Antes de efetuar uma radiografia ao tórax, é normalmente necessário despir-se da cintura para cima e vestir uma bata especial. Terá também de retirar todas as jóias. A roupa e as jóias podem interferir com as imagens de raios X.

O que fazer durante a radiografia

Durante o procedimento, o seu corpo será colocado entre uma máquina que produz raios X e um ecrã que cria digitalmente as imagens. Poderá ser-lhe pedido que se coloque em diferentes posições para que sejam obtidas imagens de diferentes partes do seu tórax. Durante uma radiografia frontal, fica em frente a um ecrã, com os braços levantados ou ao lado do corpo. O técnico pode pedir-lhe que respire fundo e que o faça durante alguns segundos. Manter a respiração depois de inspirar ajuda o coração e os pulmões a serem vistos claramente na imagem. Durante a vista lateral, vira-se e coloca um dos seus ombros no ecrã e levanta o braço acima da cabeça. Mais uma vez, pode ser-lhe pedido que respire fundo e o mantenha durante alguns segundos.

A radiografia ao tórax é normalmente indolor. Não sentirá qualquer sensação à medida que a radiação passa pelo seu corpo. Se não conseguir manter-se de pé, o exame pode ser efectuado sentado ou deitado.

Resultados da radiografia

Uma radiografia ao tórax produz uma imagem a preto e branco dos órgãos do tórax. As estruturas que bloqueiam a radiação aparecem a branco e as estruturas que permitem a passagem da radiação aparecem a preto. O médico examina a imagem da radiografia ao tórax. Como os ossos são muito densos, aparecem a branco. O coração também aparece como uma área brilhante. Os pulmões estão cheios de ar e podem bloquear uma pequena quantidade de radiação. Por isso, aparecem mais escuros e opacos do que o resto da área. Um radiologista analisa as imagens, procurando pistas que possam indicar problemas como insuficiência cardíaca, líquido à volta do coração, cancro ou outras doenças.

Como se preparar para uma radiografia ao tórax

Fale com o seu médico sobre a sua gravidez antes de efetuar uma radiografia. Devido ao risco dos raios X para o seu bebé, os raios X não são normalmente recomendados durante a gravidez. No entanto, o risco de danos para o bebé é muito pequeno. Em muitos casos, é normalmente utilizada uma ecografia abdominal em vez de uma radiografia. Se necessitar de uma radiografia ao tórax, poderá ser-lhe colocada uma tala de chumbo para proteger o seu bebé. Deve retirar todas as jóias que possam estar no caminho da imagem de raios X.

Como é efectuada uma radiografia do tórax?

Durante o exame, o seu corpo será posicionado entre a câmara de raios X e o gravador de raios X. Poderá ser-lhe pedido que se posicione em diferentes direcções, de modo a que sejam obtidas imagens de todos os lados e da parte da frente do seu peito. Na vista frontal, fica em frente a um ecrã com filmes de raios X ou um gravador digital, com os braços acima da cabeça ou ao lado do corpo e os ombros virados para a frente. Respire fundo e mantenha-o durante alguns segundos durante o exame. Na vista lateral, vira-se e coloca o ombro junto ao ecrã e levanta os braços acima da cabeça. Tal como anteriormente, respire fundo e mantenha a respiração durante o exame.

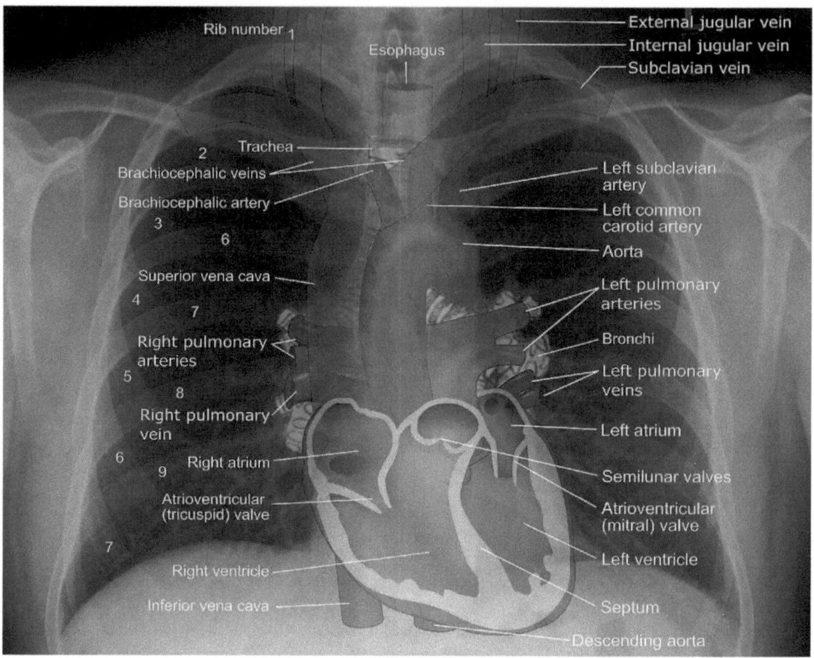

Figura 5. Raio X de película simples

Utilizações da radiografia do tórax

A radiografia do tórax é normalmente o primeiro procedimento imagiológico solicitado após o aparecimento dos seguintes sinais e sintomas:

- ✓ Falta de ar.
- ✓ Tosse crónica.
- ✓ Lesão ou dor no peito.
- ✓ Febre.

Os médicos utilizam este método para examinar e diagnosticar as seguintes doenças:

- ✓ Pneumonia.
- ✓ Insuficiência cardíaca e outros problemas cardíacos.
- ✓ Cancro do pulmão.

✓ Enfisema.

Radiografias do tórax

As radiografias do tórax podem normalmente ser examinadas a partir de várias vistas, incluindo:

1- Vista póstero-anterior (PA): Nesta vista, o doente está de pé. A cassete é colocada à frente do doente e a radiação é emitida de trás para a frente. Esta vista fornece a imagem mais exacta e clara do tórax.

2- Vista anterior-posterior (vista AP): Nesta vista, a cassete é colocada atrás do doente e a radiação é emitida da frente para trás, estando o doente deitado ou sentado. Este método é mais comummente utilizado na unidade de cuidados intensivos, onde a maioria dos doentes está em coma ou incapaz de se mover.

3- Vista lateral (vista LAT): Nesta vista, que é utilizada para examinar mais de perto os órgãos por detrás da coluna vertebral, o doente fica de lado, levanta os braços e a cassete é colocada à sua esquerda ou à sua direita.

Interpretação de imagens de radiologia torácica

A interpretação destas imagens é uma tarefa especializada que é da responsabilidade do radiologista e do médico. As sombras a preto e branco neste gráfico dependem da quantidade de radiação absorvida por cada órgão com base na sua composição. As partes ósseas absorvem mais raios X e aparecem a branco na película. Os órgãos ocos que contêm ar, como os pulmões, aparecem normalmente escuros.

Limitações da radiologia do tórax

Embora esta radiologia seja muito útil e útil no diagnóstico das doenças mencionadas e seja um dos primeiros testes clínicos, também tem limitações. Algumas pequenas massas cancerosas podem não ser detectadas nestas imagens. Os coágulos sanguíneos nos pulmões ou embolias pulmonares também podem não ser vistos nesta imagem. No entanto, estas limitações não diminuem o valor diagnóstico deste método e não impedem a utilização da radiologia torácica no diagnóstico precoce de muitos problemas internos do organismo.

Tabela 1. Pinça e aspeto do lóbulo

Braçadeira de lóbulo	Aparência
Braçadeira RUL	Aumento de alta densidade no pulmão direito e baixa na fenda horizontal. A fenda move-se para cima e pode assumir uma posição quase vertical.
Braçadeira RML	A RML colapsa contra o bordo direito do coração, que é indistinto. O bordo direito do coração é claramente visível num RXC convencional. Porque é adjacente ao lobo médio cheio de ar.
Braçadeira RLL	Existe uma densidade triangular no pulmão direito, mas o bordo direito do coração ainda é claramente visível.
Braçadeira LUL	O pulmão esquerdo é ligeiramente mais branco do que o direito. O MSE é anterior e colapsa contra a parede torácica anterior. Assim, vê-se o ar no LLL através do LUL denso e colapsado.
Braçadeira LLL	Um triângulo denso é visto atrás do coração. A parte da sombra do coração no lado esquerdo da coluna vertebral é mais branca do que no lado direito da coluna vertebral.

Capítulo II
Interpretação básica da TCAR

A TCAR dos pulmões é a imagiologia dos pulmões através de uma tomografia computorizada de alta resolução. Este método é utilizado para obter informações pormenorizadas sobre a estrutura e o estado dos pulmões. Este processo é efectuado através de raios X e é realizado por uma tomografia computorizada (scanner de TC). Durante a TCAR, são produzidas imagens transversais e tridimensionais do interior dos pulmões. Estas imagens ajudam o médico a examinar cuidadosamente o estado dos pulmões. Com a ajuda deste método, é possível diagnosticar quaisquer problemas ou doenças nesta área.

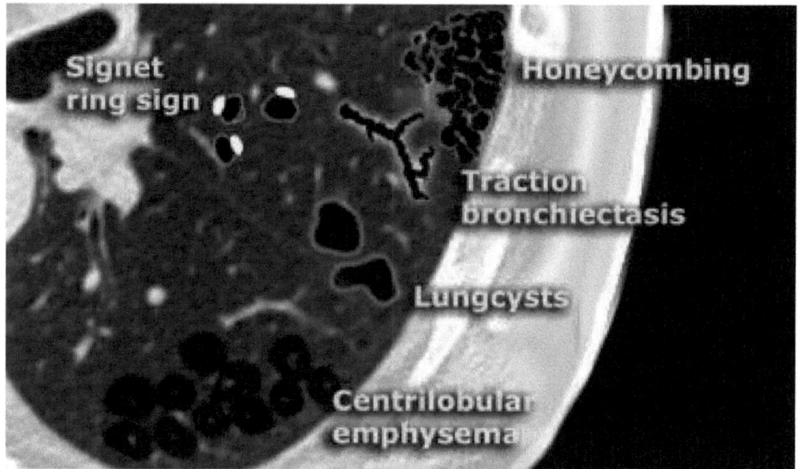

Figura 6. O assistente de radiologia

Como realizar a TCAR do pulmão?

O processo de realização da TCAR pulmonar é o seguinte:

1- Preparação do doente: Antes de efetuar a TCAR do pulmão, o doente deve seguir as instruções específicas do seu médico.

2- Posicionamento no aparelho: O doente é colocado no aparelho de TAC. A fonte de raios X está localizada dentro da parede do scanner no aparelho de TAC e, quando o doente entra neste anel, o anel roda à volta da pessoa e regista as imagens.

3- Captura de imagens: Os sensores sensíveis aos raios X no interior da máquina registam a informação. Esta informação é convertida em imagens bidimensionais e tridimensionais dos pulmões.

4- Análise das imagens pelo médico: Após a realização da TCAR do pulmão, as imagens são apresentadas ao médico. O médico pode utilizar estas imagens para diagnosticar doenças, avaliar lesões ou determinar o estado da função pulmonar.

O processo de TCAR do pulmão é um dos métodos mais comuns para o diagnóstico de problemas pulmonares e dos seus arredores, devido à sua elevada precisão e capacidade de obter imagens de estruturas moles do corpo.

Quem precisa de uma TCAR do pulmão?

A utilização da TCAR do pulmão é essencial para as pessoas que necessitam urgentemente de uma avaliação exacta do estado dos pulmões. Este exame inclui as seguintes pessoas:

1- Pessoas com problemas respiratórios: Pessoas com problemas respiratórios como asma, doença pulmonar obstrutiva crónica ou pneumonia. Necessitam de uma TCAR do pulmão para diagnosticar e avaliar o seu estado respiratório.

2- Pessoas com suspeita de tumores pulmonares: As pessoas suspeitas de terem tumores do pulmão através de exames ou de antecedentes familiares podem necessitar de uma TCAR do pulmão para identificar e avaliar esses tumores.

3- Doentes com infecções pulmonares: As pessoas que sofrem de infecções pulmonares, como abcessos ou pneumonia, podem necessitar de imagens pormenorizadas do estado dos pulmões.

4- Pessoas com alergias e sensibilidades ambientais: As pessoas que têm problemas respiratórios devido a alergias ou sensibilidades a substâncias ambientais podem necessitar de uma TCAR pulmonar para examinar os problemas pulmonares relacionados.

Benefícios da realização de TCAR do pulmão

A realização de TCAR dos pulmões através de imagens dos pulmões por tecnologia de raios X tem as seguintes vantagens.

1- Diagnóstico de doenças: Este exame permite aos médicos diagnosticar com maior exatidão as doenças pulmonares. Estas doenças incluem: inflamação, tumores, gripe e até danos no tecido pulmonar.

2- Avaliação de lesões e abcessos: A TCAR do pulmão permite a avaliação de lesões e abcessos nos pulmões. Isto é muito útil para determinar a gravidade e a progressão das doenças.

3- Mapeamento exato: Ao fornecer imagens detalhadas do interior dos pulmões, a TAC permite aos médicos diagnosticar os pontos exactos das doenças e aplicar o plano de tratamento adequado.

4- Acompanhamento do tratamento: Para os doentes que estão a ser tratados, a TCAR do pulmão permite aos médicos acompanhar a evolução do tratamento.

5- Avaliação pré-cirúrgica: Se uma pessoa precisar de ser operada aos pulmões, a TAC fornece informações exactas sobre o estado e a forma dos pulmões. Este método ajuda o médico a planear e a realizar a cirurgia.

6- Diagnóstico precoce: A TCAR do pulmão é realizada devido à sua elevada precisão e capacidade de detetar pequenas alterações no pulmão. Este método pode ajudar no diagnóstico precoce de doenças perigosas, como o cancro do pulmão. Além disso, o aperfeiçoamento da tecnologia de tomografia computorizada nos últimos anos melhorou a precisão e a eficiência deste processo de imagiologia.

Capacidade de detetar pequenas lesões

A TCAR do pulmão pode detetar lesões pulmonares de pequena dimensão. Estas lesões podem ser perigosas. Por isso, a sua deteção nas fases iniciais é muito importante.

Capacidade para avaliar diferentes tipos de doenças pulmonares

A TCAR do pulmão pode ser utilizada para avaliar uma vasta gama de doenças pulmonares. Incluindo o cancro do pulmão e as doenças pulmonares idiopáticas. Em geral, a TCAR do pulmão é um valioso método de imagiologia médica. Este método pode ajudar os médicos a diagnosticar doenças pulmonares e a iniciar o tratamento adequado.

Preparação antes da realização de TCAR dos pulmões

Em geral, a TCAR dos pulmões não requer qualquer preparação especial, mas é útil saber alguns aspectos antes de efetuar este importante exame:

1- Falar com o médico: É muito importante falar com o médico sobre todos os medicamentos que está a tomar, alergias e sintomas.

2- Remoção de jóias e objectos metálicos: Antes da TCAR dos pulmões, é melhor retirar todas as jóias, relógios e objectos metálicos do corpo.

Não se esqueça de informar o especialista de admissão se estiver grávida ou suspeitar que está grávida. Recomenda-se também que fale com o seu médico sobre quaisquer questões ou preocupações que tenha, de modo a que possam ser dadas recomendações mais precisas para o seu estado específico.

Aplicações da TCAR dos pulmões

Como explicámos nas secções anteriores, a TCAR dos pulmões ou TCAR é um método de imagiologia médica que utiliza raios X para produzir imagens de alta resolução dos pulmões. Este método pode ser utilizado para diagnosticar e avaliar uma vasta gama de doenças pulmonares.

1- Diagnóstico do cancro do pulmão: A TCAR do pulmão pode identificar pequenos nódulos no pulmão que podem ser cancro. Isto pode ajudar a diagnosticar o cancro do pulmão nas suas fases iniciais, de modo a que o tratamento possa ser mais eficaz.

2- Avaliação de doenças pulmonares: A TCAR do pulmão pode ser utilizada para avaliar e diagnosticar o tipo de doenças nos pulmões. A TCAR do pulmão pode ser utilizada para avaliar as complicações das doenças pulmonares. Estas doenças incluem: fibrose pulmonar e enfisema, tuberculose, infecções fúngicas e doenças vasculares dos pulmões. A TCAR do pulmão é um método seguro e eficaz de diagnóstico e avaliação de doenças pulmonares. Este método pode ajudar os médicos a diagnosticar a doença mais cedo e a iniciar o tratamento adequado.

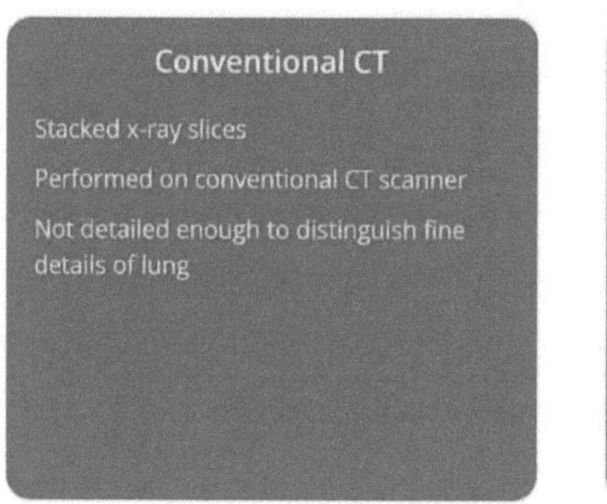

Figura 7. TCAR

O que é a TCAR do pulmão?

A TCAR do pulmão é um procedimento de imagiologia médica que utiliza raios X para produzir imagens de alta resolução dos pulmões. Este procedimento pode ser utilizado para diagnosticar e avaliar uma vasta gama de doenças pulmonares.

Quais são as utilizações da TCAR do pulmão?

A TCAR do pulmão pode ser utilizada para diagnosticar e avaliar uma vasta gama de doenças pulmonares. Incluindo:

- ✓ Cancro do pulmão.
- ✓ Doenças pulmonares idiopáticas.
- ✓ Complicações das doenças pulmonares.
- ✓ Lesões pulmonares causadas pela exposição a substâncias tóxicas.

Quais são os benefícios da TCAR do pulmão?

- ✓ Alta resolução de imagem.
- ✓ Capacidade de detetar pequenas lesões.
- ✓ Capacidade para avaliar diferentes tipos de doenças pulmonares.

Quais são os riscos da TCAR do pulmão?

A TCAR do pulmão não é perigosa. A radiação utilizada neste procedimento serve apenas para melhorar a qualidade das imagens e não tem efeitos secundários.

Qual é a preparação para a TCAR do pulmão?

Não é necessária qualquer preparação especial, mas pode ser-lhe pedido que vista roupa confortável e que retire objectos metálicos.

O que acontece durante uma TCAR do pulmão?

Durante uma TCAR do pulmão, o paciente deita-se num aparelho de TC. O aparelho emite raios X à sua volta e um computador cria as imagens.

Quanto tempo demora uma TCAR do pulmão?

Uma TCAR do pulmão demora normalmente cerca de 2 minutos.

O que acontece depois de uma TCAR do pulmão?

Após uma TCAR do pulmão, pode voltar às suas actividades normais. Os resultados da TAC estão normalmente disponíveis dentro de alguns dias.

A TCAR do pulmão é dolorosa?

A TCAR do pulmão é normalmente indolor e as pessoas não sentem qualquer desconforto.

Existem efeitos secundários de uma TCAR do pulmão?

A TCAR do pulmão geralmente não tem efeitos secundários graves e as pessoas podem continuar as suas actividades após o exame.

Maior atenção aos pulmões

1- Opacidades Lineares e Reticulares: Os septos interlobulares são limites secundários dos lóbulos pulmonares e são normalmente pouco numerosos. O espessamento destes septos (linhas septais) é comum e ocorre numa grande variedade de DLDS e pode ser suave, irregular ou nodular e é causado por fibrose, líquido intersticial e infiltração por células ou outros materiais. O espessamento regular dos septos é frequentemente observado no edema pulmonar, hemorragia, linfangite, carcinomatose e amiloidose e, menos frequentemente, na leucemia, linfoma, síndrome de Churg Strauss, doenças metabólicas, linfangiectasias e gota. O espessamento irregular dos septos está geralmente associado a uma perturbação da arquitetura pulmonar e é caraterístico de um grupo de doenças que causam fibrose intersticial do pulmão. O espessamento nodular ou em forma de gota (sinal do septo em forma de gota) é observado na sarcoidose, na linfangite carcinomatosa, na amiloidose e, por vezes, na silicose.

A combinação do aspeto em vidro fosco com o padrão linear produz o Crazy Paving. Este aspeto era anteriormente considerado típico da proteinose alveolar, mas é agora considerado inespecífico e pode ser observado numa série de doenças pulmonares agudas, como edema, hemorragia, pneumonia por pneumocystis e síndrome de dificuldade respiratória aguda (SDRA), ou em doenças pulmonares crónicas, como proteinose alveolar, carcinoma bronquíolo-alveolar e pneumonia lipoide exógena. O padrão reticular (opacidade linear interlobular) é, na realidade, um espessamento do interstício interlobular, que é o limite entre os lóbulos secundários do pulmão.

Embora este padrão seja um achado comum na TCAR de doentes com PIU, também pode ser observado na PINE (Pneumonia Interesticial Inespecífica). O espessamento do septo interlobular é geralmente um sinal de fibrose, mas pode ser devido a infeção, linfangite carcinomatosa, edema pulmonar ou proteinose alveolar.

2- Nódulos e Opacidades Nodulares: O padrão nodular é composto por nódulos pequenos, de 1-10 mm, múltiplos, e suas caraterísticas estão relacionadas às margens (Mal Definidas ou Bem Definidas), achados associados e distribuição dos nódulos. As três principais formas de distribuição dos nódulos são: centrilobular, perilinfática e aleatória. Os nódulos perilinfáticos múltiplos, com bordos irregulares ou regulares, são caraterísticos da sarcoidose, linfangite carcinomatosa, silicose e pneumoconiose. Os nódulos centrilobulares na TCAR encontram-se nos lóbulos secundários do pulmão, a poucos milímetros da pleura, das fissuras interlobares e dos septos interlobulares. Estes nódulos podem ser mal definidos com opacidades em vidro despolido ou com aspeto de árvore. Os pequenos nódulos centrilobulares múltiplos e as opacidades em vidro despolido são caraterísticos da bronquiolite infecciosa, da broncopneumonia e da disseminação endobrônquica da tuberculose. Os nódulos miliares (1 mm) são observados no desenvolvimento hematogénico da tuberculose, nas infecções fúngicas ou nas metástases. Os nódulos com mais de 1 cm podem dever-se à acumulação de nódulos mais pequenos ou a sarcoidose, silicose e talcose.

Os nódulos maiores são geralmente metástases, êmbolos sépticos e granulomatose. Em doentes imunocomprometidos, os nódulos com halo em vidro despolido são devidos a aspergilose pulmonar invasiva.

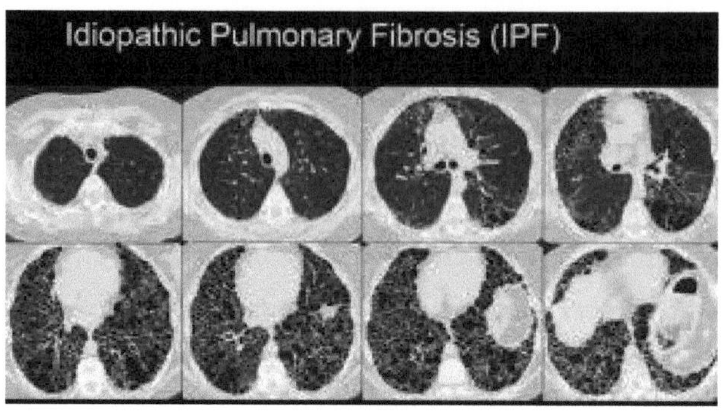

Figura 8. Sessões de vídeo do CHEST 2016: TCAR do tórax

3- Opacidade em vidro fosco: Chama-se opacidade em vidro fosco ao aumento da atenuação do pulmão com preservação das margens vasculares e brônquicas e o seu significado depende da condição clínica do doente. Este achado pode ser observado na TCAR. A radiografia simples continua a ser normal. O padrão em vidro despolido pode dever-se ao preenchimento parcial do espaço aéreo, ao colapso parcial dos alvéolos, à expiração normal ou ao aumento do volume de sangue capilar e não deve ser confundido com a consolidação, que apresenta margens bronco-escamosas desfocadas e ar Bronco gramas. No grupo das doenças pulmonares agudas, este padrão é observado na pneumonia intersticial aguda (PIA), pneumonia alérgica aguda ou subaguda, edema pulmonar, hemorragia pulmonar, doença induzida por drogas e pneumonia em doentes com SIDA. No grupo das doenças crónicas, é comummente observado na PINE, na PID e na DPI associada à bronquiolite respiratória.

4- Consolidação: Substituição do ar nos ácinos por líquido, sangue ou ambos. Por vezes, a consolidação deve-se à substituição do ar nos alvéolos por doenças intersticiais extensas, como a sarcoidose (sarcoidose alveolar) e a PINE. O aspeto da TC da doença do espaço aéreo depende do grau de envolvimento. O achado inicial é quando um ácino está preenchido com o que são, na realidade, nódulos de 7 mm com bordos indistintos, denominados nódulos acinares. Não se trata de verdadeiros nódulos, mas de grupos de ácinos individuais que estão envolvidos. Quando os ácinos adjacentes estão envolvidos, formam nódulos acinares maciços e consolidações lobulares, subsegmentares, segmentares, lobares ou multipolares. Se os brônquios estiverem patentes, também se observa um broncograma aéreo.

Diminuição da atenuação pulmonar

Pode dever-se a destruição pulmonar, doença pulmonar quística ou diminuição do fluxo sanguíneo.

1- Doença Pulmonar Cística e Espaço Aéreo Anormal: O termo quisto inespecífico refere-se a um espaço de paredes finas, redondo, cheio de ar ou fluido, com 1 cm ou mais de diâmetro, com uma parede epitelial ou fibrosa.

A) Estruturas císticas na TC: Bleb, Bull, Cavity, Pneumocele, Honeycombing Dilated Bronchiole, Dilated Terminal Airways e AlveolarCac .Não existe um mecanismo claro para a formação de quistos. Os quistos são observados sempre que ocorre destruição pulmonar nas fases finais de fibrose, enfisema ou infeção. O mecanismo da válvula de retenção está implicado na patogénese de alguns quistos. Os quistos são observados num grupo de doenças como a HCL, a linfangiomiomatose, a PIL, a pneumatocele pós-infecciosa e a amiloidose, e foram recentemente descritos em alvéolos extra-nasais alérgicos. Os brônquios dilatados na bronquiectasia assemelham-se por vezes a quistos, e a presença de uma artéria ajuda no diagnóstico de enfisema sintético lobular.

B) Padrão em favo de mel: Espaços císticos, de paredes espessas e bem definidas, revestidos por epitélio bronquiolar, geralmente com 1 cm de diâmetro e 1-3 mm de espessura. Este padrão é caraterístico do pulmão em fase terminal e, nesta fase, não é possível fazer um diagnóstico específico, mesmo com biópsia. A importância de ver ou não ver esta imagem na TCAR de doentes com PII é que o cirurgião evita remover estas áreas e dirige-se para as partes que são em vidro despolido, onde existem as fases iniciais da doença e que conduzem o patologista ao diagnóstico. O padrão em favo de mel tem uma distribuição atípica e pode ocorrer na asbestose, sarcoidose, PINE, fibrose induzida por fármacos e pneumonite de hipersensibilidade.

2- Padrão de Atenuação em Mosaico: Três grandes grupos são observados com este padrão: doenças das vias aéreas, doenças vasculares e doenças infiltrativas. O envolvimento brônquico é a base da obstrução das vias aéreas, que é observada na maioria das pneumonias intersticiais granulomatosas, como a sarcoidose, a doença de aspiração, a pneumoconiose e a inalação de corpos estranhos. A obstrução das vias aéreas provoca hipoxia no pulmão afetado e vasoconstrição reflexa e retenção de ar.

Distribuição anatómica das anomalias

A DLD pode ser uniforme em todo o pulmão, difusa ou zonal. A distribuição anatómica e o padrão de TC em conjunto podem ajudar-nos a fazer o diagnóstico. O envolvimento lobular secundário pode ser aleatório, broncovascular, centrilobárico, per brônquico ou sub pleural.

1- Distribuição bronco-vascular: Um grupo de doenças que se propagam pela via intersticial bronco vascular tendem a envolver os linfáticos. Tais como sarcoidose, carcinomatose linfangítica, silicose e doenças linfoproliferativas . Algumas doenças envolvem o peribroncovascular, sem envolvimento perilinfático predominante, como o sarcoma de Wegener, Cop e Kaposi.

2- Distribuição centrilobular e per bronquiolar: Este grupo de doenças apresenta infiltração per brônquica com células inflamatórias e linfócitos ou reação granulomatosa na histologia. A expansão brônquica terminal da T.B. pode dar este padrão localmente. Quando a cavidade é aberta e o seu conteúdo entra nos pequenos bronquíolos através das vias respiratórias, ocorre também uma dilatação secundária dos bronquíolos, inflamação e infeção peri-brônquica, observada com o aspeto de árvore em botão na TAC. Este aspeto é significativamente observado nas infecções por T.B. e micobactérias, mas não é específico e é observado noutras causas de bronquiolite, tanto infecciosas como inflamatórias.

3- Distribuição subpleural: Doenças como a fibrose pulmonar idiopática, a asbestose, a pneumonia em organização, a pneumonia eosinofílica e alguns tipos de LD induzida por fármacos podem afetar o pulmão periférico e as aparências na TC podem incluir opacidade em vidro fosco, reticulação e favos de mel.

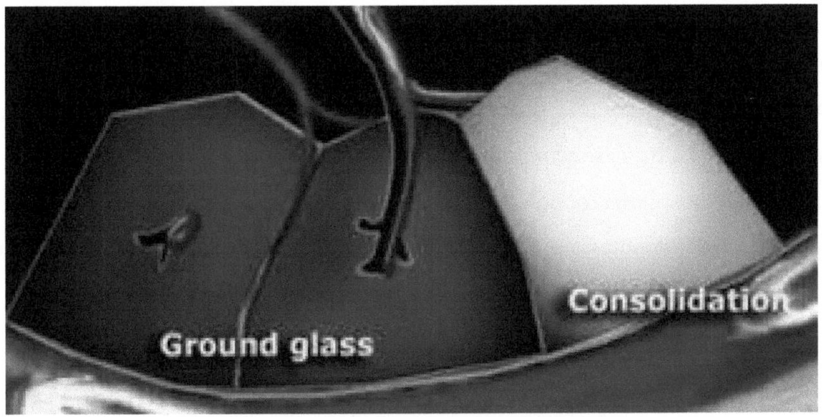

Figura 9. Medicina torácica facilitada

Quais são os benefícios dos testes de rastreio cardíaco?

Para ajudar a diagnosticar a doença coronária, os doentes são normalmente encaminhados para um de dois testes de rastreio principais: angiografia coronária ou angiografia coronária por tomografia computorizada (angioTC).

-1Durante uma angiografia coronária, um tubo fino e oco chamado cateter é inserido numa artéria (normalmente no braço ou na perna) e conduzido até ao coração. Um corante de contraste é então enviado através do cateter, fazendo com que as artérias apareçam numa radiografia.

-2Para a angio-TC, a tomografia computorizada (TC) é utilizada para examinar as artérias coronárias de forma não invasiva. A tomografia computorizada utiliza uma combinação de raios X e tecnologia informática para produzir imagens pormenorizadas e detalhadas. Em particular, a angio-TC detecta placas duras e endurecidas que podem causar um ataque cardíaco e a morte. Este exame também utiliza contraste de imagem, mas este é injetado através de uma veia do braço e as imagens das artérias são tiradas do exterior do corpo.

Quais são os riscos dos testes de rastreio cardíaco?

A angiografia coronária é um procedimento invasivo que, raramente, pode provocar problemas graves, como um ataque cardíaco ou um acidente vascular cerebral. Existe também o risco de rutura súbita ou bloqueio de uma artéria, de reação alérgica ao corante e de hemorragia ou nódoas negras no local onde o cateter é inserido. Também requer jejum antes do procedimento e horas de recuperação hospitalar depois. Além disso, pode ser utilizada em excesso no diagnóstico de doentes com sintomas invulgares e risco de doença baixo a moderado. A angio-TCG também acarreta o risco de uma reação alérgica ao corante de contraste. Alguns pacientes podem não ser bons candidatos para este exame, como por exemplo

- ✓ Pacientes com mais de 450 libras que não cabem na máquina.
- ✓ Pacientes com ritmos cardíacos irregulares ou rápidos que não podem tomar medicação para abrandar o ritmo cardíaco. Porque a CCTA requer um ritmo cardíaco lento e regular para obter imagens exactas.
- ✓ Doentes que não conseguem estar deitados, seguir instruções de voz ou suster a respiração durante mais de 20 segundos.
- ✓ Pacientes com muitas áreas de placa antiga e endurecida, o que é frequentemente observado em pacientes mais velhos.

Estudos demonstraram que a angio-TC tem uma capacidade de diagnóstico equivalente à da angiografia coronária. Dado o seu custo mais baixo e maior segurança, pensa-se que a angio-TC é um exame de primeira linha melhor para triagem de doentes e para determinar a necessidade de tratamento médico ou de avaliação invasiva. Além disso, os aparelhos de TC actuais têm doses de radiação mais baixas e uma precisão melhorada em comparação com os aparelhos mais antigos, e os doentes preferem frequentemente a angio-TC para testar a doença arterial coronária por ser menos invasiva.

O médico pode recomendar o exame de angio-TCG se houver história familiar de doença cardíaca ou se houver sintomas como dor torácica ou falta de ar. Quando se procura a causa da dor torácica, podem ser pedidos outros tipos de imagiologia médica para avaliar a função cardíaca, alterações eléctricas do coração ou o fluxo sanguíneo de e para o coração. Prova de esforço, imagem de perfusão do miocárdio.

Sintomas de doenças cardiovasculares

Dependendo da sua causa, as doenças cardiovasculares podem frequentemente apresentar diferentes sintomas nas pessoas, alguns dos quais incluem:

- ✓ Falta de ar.
- ✓ Sensação de dor ou pressão no peito.
- ✓ Sentir-se cansado e letárgico.
- ✓ Dificuldade em falar.
- ✓ Tonturas ou desmaios.
- ✓ Dormência dos membros ou da face.
- ✓ Sensação de dor ou cãibras nas pernas ao caminhar.

Factores de risco para doenças cardiovasculares

Alguns factores aumentam o risco de desenvolvimento de vários tipos de doenças cardiovasculares nas pessoas, alguns dos quais incluem

- ✓ Tensão arterial elevada.
- ✓ Consumo de bebidas alcoólicas.
- ✓ Ter uma dieta rica em gorduras, sal ou açúcar.
- ✓ IMC elevado e obesidade.
- ✓ Colesterol elevado.
- ✓ Fumar.

- ✓ Inatividade e falta de exercício físico.
- ✓ Diabetes gestacional e diabetes tipo 2.
- ✓ Uma história familiar de doença cardiovascular.
- ✓ Problemas renais.

Prevalência de doenças cardiovasculares

As doenças cardiovasculares (DCV) têm sido a segunda principal causa de morte nos Estados Unidos desde 1975, sendo responsáveis por 1 em cada 4 mortes. De acordo com a Organização Mundial de Saúde (OMS), as DCV são a principal causa de morte a nível mundial, com uma estimativa de 17,7 milhões de mortes em 2015.

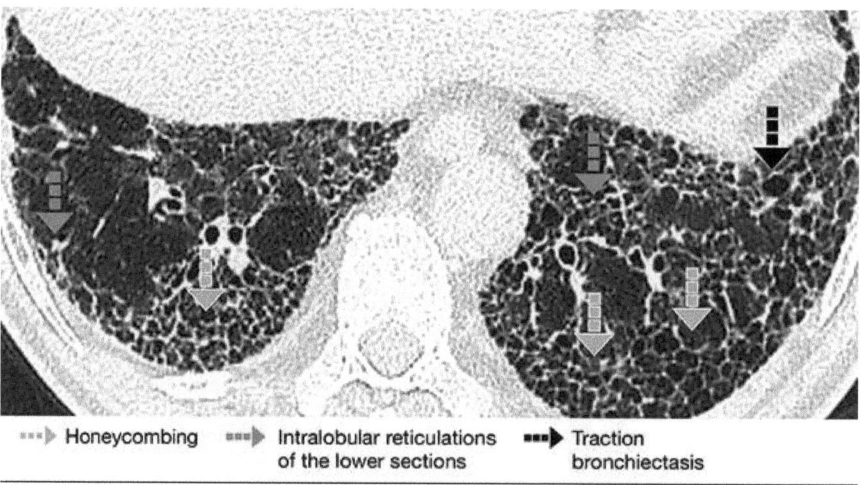

Figura 10. Padrões de TCAR na DPI

Causa da DCV

Têm sido utilizadas duas abordagens para identificar os genes associados à DCV e os factores de risco associados: análise de ligação e associação genética. A escolha da abordagem depende do padrão de segregação, se segue as proporções mendelianas ou um padrão mais complexo. Algumas formas de DCV apresentam um padrão de hereditariedade simples, indicando que um único gene é a causa da doença e terá um grande impacto no fenótipo. Para muitas destas formas mendelianas de DCV, a sequenciação direta do ADN ou a análise de ligação identificou com sucesso o gene e a mutação causadores.

Por exemplo, em 1985, Lehrman e colegas sequenciaram diretamente o gene do recetor de lipoproteínas de baixa densidade (LDLR) num doente com hipercolesterolemia familiar homozigótica e identificaram uma deleção de 5 kb que resultou na deleção de vários exões. Em 1989, a análise de ligação foi utilizada para determinar a localização cromossómica de um gene causador da cardiomiopatia hipertrófica e, no ano seguinte, descobriu-se que as mutações na cadeia pesada da miosina beta cardíaca eram a causa do fenótipo.

No entanto, a maioria das caraterísticas das doenças cardiovasculares, como o enfarte do miocárdio ou a concentração plasmática de colesterol LDL, apresenta uma hereditariedade complexa, sugerindo a interação de múltiplos genes e factores não genéticos. As doenças cardiovasculares (DCV) também podem ser causadas por uma história familiar ou mutações genéticas em indivíduos, ou por factores ambientais, como o excesso de peso. As DCV são observadas em vários membros de algumas famílias. Estudos em gémeos e famílias mostraram que a acumulação de DCV nas famílias é considerada uma história familiar de DCV de início precoce e um fator de risco para esta doença.

As variantes genéticas que predispõem à DCV vão desde mutações raras e perigosas que causam doenças mendelianas, como a hipercolesterolemia familiar, até polimorfismos comuns que modulam a suscetibilidade a doenças complexas com efeitos fracos a nível individual. Os estudos de ligação, que requerem o exame de famílias com vários indivíduos afectados em diferentes gerações, utilizam marcadores de ADN em todo o genoma para identificar genes associados à DCV. Esta estratégia utiliza marcadores genéticos para examinar se alelos específicos com doença são transmitidos com uma frequência superior à esperada.

A doença de gene único mais comum que leva a DCV prematura é a hipercolesterolemia familiar (FH).

É causada principalmente por mutações nos genes do recetor de LDL (LDLR), da Apo lipoproteína B (APOB) e da PCSK-9. A frequência relativa das variantes de um único gene pode variar ligeiramente entre diferentes populações, mas as mais comuns são as mutações no LDLR. Até à data, foram identificadas mais de 2900 mutações no LDLR. Em contraste com as mutações de sentido único no gene APOB, as mutações patogénicas e provavelmente patogénicas no gene LDLR são principalmente substituições exónicas e rearranjos de sentido único. A cardiomiopatia hipertrófica (CMH) é também a doença cardíaca familiar mais comum, com uma extensa heterogeneidade genética.

Sabe-se que as mutações em mais de 11 genes que codificam as proteínas do sarcómero cardíaco são a causa principal ou associada da CMH (HCM).

Métodos de diagnóstico de doenças cardiovasculares

Quando uma pessoa com sintomas de doença cardiovascular (DCV) visita um médico, existem vários métodos disponíveis para verificar o seu estado de saúde, alguns dos quais incluem:

- ✓ Eletrocardiograma ou ECG.
- ✓ Análise ao sangue.
- ✓ Ecocardiografia.
- ✓ Métodos de imagiologia como a tomografia computorizada e a ressonância magnética

Se o doente tiver uma história familiar de doença cardíaca, a maioria dos médicos solicitará testes genéticos, alguns dos quais serão apresentados de seguida.

1- FISH: A técnica FISH é uma tecnologia de reconhecimento de macromoléculas capaz de identificar as sequências complementares de sondas. A FISH é conseguida através da utilização de ácidos nucleicos marcados com grupos fluorescentes que se ligam a sequências alvo de ADN/ARN na amostra.

2- Teste do exoma: A sequenciação do exoma completo (WES) é um método baseado na sequenciação genética que permite examinar todas as regiões codificadoras de proteínas (exões) do genoma de um indivíduo. O teste do exoma é uma poderosa ferramenta de diagnóstico para doentes com DCV e fenótipos clínicos não específicos.

Tratamento de doenças cardiovasculares

No tratamento das doenças cardiovasculares, o médico utiliza vários métodos de tratamento, consoante a causa da doença e os sintomas do indivíduo, que são apresentados de seguida:

- ✓ Cirurgia.
- ✓ Cirurgia de revascularização do miocárdio (CABG).
- ✓ Transplante de coração.
- ✓ Desfibrilhador cardioversor implantável (CDI).
- ✓ Dispositivo de assistência ventricular (VAD).
- ✓ Medicação.
- ✓ Medicamentos antiarrítmicos que ajudam a controlar o ritmo cardíaco.
- ✓ Anticoagulantes ou anticoagulantes que são eficazes no tratamento, prevenção e redução de coágulos sanguíneos.
- ✓ Os medicamentos anti-inflamatórios ajudam a reduzir a inflamação e a aliviar a dor.
- ✓ Bloqueadores beta, que são úteis para baixar a tensão arterial.
- ✓ Bloqueadores dos canais de cálcio, que estão envolvidos na abertura de vasos sanguíneos estreitos, abrandando o ritmo cardíaco e baixando a tensão arterial.
- ✓ Diuréticos ou comprimidos de água, que são eficazes na redução da retenção de líquidos no corpo.
- ✓ A melhor forma de tratar e, sobretudo, de prevenir as doenças cardiovasculares (DCV) é ter um estilo de vida saudável. Em geral, recomenda-se evitar o álcool e o tabaco, perder peso e gerir o stress.

Factores de risco

1- Fumar: O tabagismo é o fator de risco mais importante, tanto para as mulheres como para os homens. Fumar também aumenta o risco de ataques cardíacos e acidentes vasculares cerebrais nas mulheres que tomam pílulas contraceptivas.

2- Colesterol: Um nível de colesterol mau superior a 130 mg/dL nos homens e um nível de colesterol bom inferior a 50 mg/dL nas mulheres aumenta o risco de problemas cardíacos. Níveis elevados de triglicéridos são também um fator de risco significativo para as mulheres.

3- Tensão arterial elevada: Entre as pessoas com menos de 45 anos, a percentagem de homens com tensão arterial elevada é superior à das mulheres. A partir desta idade, a percentagem de mulheres com tensão alta aumenta em relação aos homens, de modo que entre as pessoas com 70 anos, em média, a percentagem de mulheres com tensão alta é superior à dos homens.

4- Excesso de peso: Há anos que o excesso de peso é conhecido como uma das causas de doenças cardíacas, tanto nas mulheres como nos homens, mas a verdade é que a localização do excesso de gordura é mais importante do que o seu peso. A gordura da barriga, que é libertada por perturbar a atividade da insulina e provocar a produção de colesterol mau, é mais perigosa do que o excesso de gordura à volta das ancas.

5- Diabetes: Tanto para os homens como para as mulheres, ter diabetes mais do que duplica o risco de doença cardíaca. Naturalmente, a diabetes mais do que duplica o risco de morte cardíaca nas mulheres. Nos homens, o risco aumenta em 60%. A doença cardíaca diabética ou diabetes na doença cardíaca é a chamada doença cardíaca que ocorre em pessoas com diabetes.

6- Síndrome metabólica: Ter três dos cinco sinais da síndrome metabólica (obesidade abdominal, tensão arterial elevada, triglicéridos elevados, colesterol bom baixo e resistência à insulina ou açúcar elevado no sangue) é mais perigoso para as mulheres do que para os homens, triplica o risco de um ataque cardíaco fatal e aumenta 10 vezes a probabilidade de desenvolver sintomas de diabetes. A combinação de um grande perímetro abdominal e de triglicéridos elevados é mais perigosa para as mulheres.

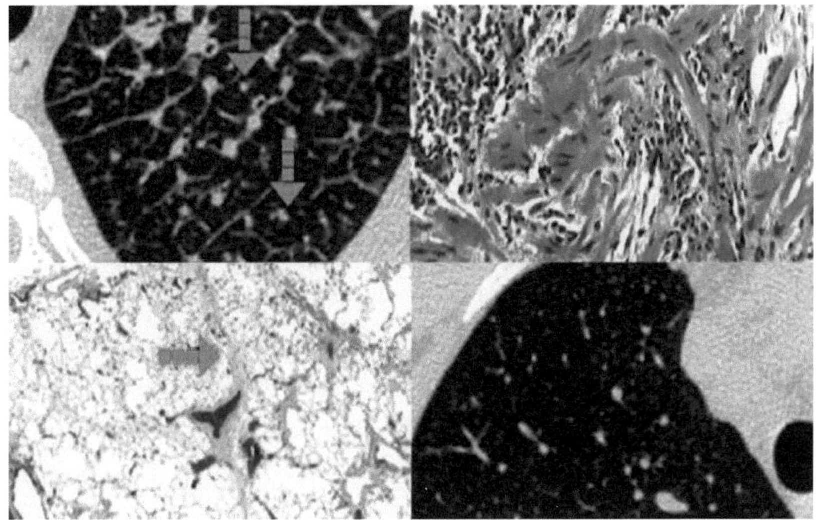

Figura 11. Padrões de TCAR na DPI

Factores de risco psicológicos

Nenhum dos sexos está em melhor situação do que o outro. No entanto, a investigação demonstrou que alguns factores são mais prevalecentes nas mulheres do que nos homens. O stress afecta igualmente ambos os sexos. As mulheres têm duas vezes mais probabilidades de sofrer de depressão e perturbações emocionais do que os homens.

1- Inflamação: Pensa-se agora que a inflamação crónica cria as condições para a formação da placa aterosclerótica. A taxa de doenças que frequentemente conduzem a uma inflamação ligeira e crónica é muito mais elevada nas mulheres do que nos homens. Por exemplo, o lúpus mais do que duplica o risco de ataque cardíaco e AVC nas mulheres.

A) Diferenças nos sintomas: Quando as artérias coronárias se estreitam ou bloqueiam de forma a que o músculo cardíaco não receba o oxigénio de que necessita para funcionar, todo o corpo é afetado. Tanto as mulheres como os homens sofrem de angina, que é um dos sintomas mais conhecidos da doença das artérias coronárias, com sintomas que incluem dor no peito, suores frios, náuseas, etc., mas sintomas como fraqueza, fadiga e mal-estar semelhante à gripe são normalmente mais ligeiros nas mulheres do que nos homens. Outra forma de angina (angina de Prinzmetal), que é causada por espasmo da artéria coronária e ocorre normalmente durante as primeiras horas após a meia-noite, quando o sono é profundo, é mais comum nas mulheres do que nos homens.

B) Diferenças no diagnóstico: Os testes de exercício e os electrocardiogramas têm mais probabilidades de não detetar doenças cardiovasculares nas mulheres do que nos homens, mas os testes de exercício nuclear, que tiram fotografias do fluxo sanguíneo para o coração antes e depois do exercício, embora mais caros, são considerados uma forma mais fiável de diagnosticar a doença nas mulheres.

C) Diferenças no tratamento: As alterações do estilo de vida e a medicação são as únicas opções de tratamento para as mulheres cujas artérias coronárias estão igualmente estreitadas ou que têm doença microvascular. Para homens e mulheres com lesões coronárias obstrutivas. A angioplastia com stents e a cirurgia de bypass podem abrir as artérias com sucesso, mas estes procedimentos são normalmente efectuados com menos frequência nas mulheres do que nos homens. As mulheres que se submetem a cirurgia de bypass ou angioplastia são geralmente uma década mais velhas do que os homens que se submetem a procedimentos semelhantes. Este facto pode fazer com que tenham internamentos mais longos, tenham taxas de mortalidade mais elevadas nas semanas seguintes à cirurgia e tenham menos probabilidades de serem encaminhadas para centros de reabilitação coronária (cardíaca).

Tabela 2. Os factores de risco mais importantes

Mulheres	Homens
Diabetes. Baixo nível de colesterol bom (HDL). Triglicéridos elevados. Cintura igual ou superior a 90 cm. Doenças inflamatórias.	Colesterol mau (LDL) elevado. Tensão arterial elevada em homens jovens.
Sintomas da doença	
Sintomas invulgares. Fadiga e letargia, inquietação, falta de ar, náuseas, depressão. Primeiro ataque cardíaco, em média, aos 70 anos, com uma taxa de mortalidade superior à dos homens. Maior risco de doença dos pequenos vasos.	A angina instável requer, sem dúvida, cuidados médicos imediatos. O primeiro ataque cardíaco ocorre, em média, aos 65 anos.
Métodos de diagnóstico	
A prova de esforço e o ECG são menos informativos do que os testes nucleares. Quando a angiografia não revela quaisquer lesões isoladas, devem também ser realizados estudos de ultra-sons intravasculares e de fluxo de pressão.	A prova de esforço é mais fiável nas mulheres. É mais provável que as informações necessárias possam ser obtidas através da angiografia.
Tratamento	

Têm menos probabilidades de serem submetidos a cirurgia de bypass ou angioplastia para tratar lesões das artérias coronárias. Estadias hospitalares mais longas e taxas mais elevadas de complicações.	Maior probabilidade de ser submetido a cirurgia de bypass ou angioplastia para tratar lesões das artérias coronárias. Estadias hospitalares mais curtas. Maior probabilidade de participar em programas de reabilitação cardíaca.

Sintomas da demência vascular

Os sintomas incluem perturbação da memória e esquecimento, perturbação da tomada de decisões, perturbação da capacidade de julgamento, perturbação da fala, perturbação da deglutição, agressividade, incapacidade de tomar decisões e delírio. Este tipo de demência desenvolve-se normalmente após acidentes vasculares cerebrais e são encontradas provas de uma perturbação do sistema nervoso num exame neurológico.

Causas da demência vascular

Em geral, os danos nos vasos sanguíneos do cérebro podem aumentar o risco de acidente vascular cerebral e demência vascular:

1- O envelhecimento: A deterioração vascular aumenta com a idade. Esta doença raramente ocorre antes dos 65 anos e a sua probabilidade aumenta após os 90 anos.

2- Diabetes: Níveis elevados de glucose causam danos nos vasos sanguíneos do corpo.

3- Colesterol elevado: O colesterol elevado pode também aumentar o risco de demência devido ao aumento dos níveis de lipoproteínas de baixa densidade.

4- Pressão arterial elevada: A pressão arterial elevada também exerce uma grande pressão sobre os vasos sanguíneos de todo o corpo, aumentando o risco de problemas vasculares.

5- Aterosclerose: O envelhecimento anormal dos vasos sanguíneos ocorre quando os depósitos de colesterol e os coágulos sanguíneos bloqueiam os vasos sanguíneos. Esta condição pode aumentar o risco de demência ao reduzir o fluxo sanguíneo para o cérebro.

6- Historial de AVC e de ataque cardíaco: As pessoas que sofreram ataques cardíacos correm o risco de coágulos sanguíneos. As lesões cerebrais causadas por um AVC podem aumentar o risco de demência.

7- Fibrilhação auricular: Está associada ao risco de formação de coágulos sanguíneos e à diminuição do fluxo sanguíneo para o coração, o que também aumenta o risco de AVC.

8- Fumar: Fumar danifica os vasos sanguíneos e pode causar demência.

9- Obesidade e aumento de peso: O excesso de peso e a obesidade são perigosos para as doenças vasculares e aumentam o risco de demência.

Quem está em risco de sofrer de demência vascular?

As pessoas com mais de 65 anos, os fumadores e as pessoas que não seguem uma dieta saudável correm maior risco de desenvolver demência.

Diagnóstico da demência vascular

O diagnóstico de demência vascular é feito com um exame cuidadoso do aparelho, testes de estado mental como o MMST, ressonância magnética, testes adicionais e exame dos vasos cerebrais e exame dos factores de risco vascular que causam o AVC, bem como exame do coração e dos vasos sanguíneos do doente.

Tratamento da demência cerebral

Talvez o tratamento dos factores de risco vascular seja, por exemplo, o tratamento da tensão arterial, da diabetes, do colesterol elevado e das doenças cardíacas. Por vezes, iniciar medicamentos para prevenir o AVC, como os anticoagulantes, iniciar medicamentos para retardar a progressão da demência, bem como fazer exercício, trabalho intelectual e modificar a dieta, e por vezes tomar antioxidantes e resolver problemas vasculares.

Prevenção da demência vascular

1- Controlo da tensão arterial: Manter a tensão arterial num nível normal pode ajudar a prevenir a demência vascular.

2- Controlo do colesterol: Uma dieta saudável e pobre em gorduras e a toma de medicamentos para baixar o colesterol podem reduzir significativamente o risco de ataques cardíacos e acidentes vasculares cerebrais que conduzem à deterioração vascular.

3- Controlo da diabetes: Pode controlar a sua diabetes com uma dieta adequada e exercício físico.

4- Atividade física: A atividade física regular tem um efeito significativo na prevenção da demência vascular.

Que problemas é que o ecocardiograma revela?

A ecocardiografia é o mesmo que um ultrassom do coração. Na ecocardiografia, as ondas sonoras são enviadas para o coração através da sonda do aparelho e, em seguida, estas ondas são devolvidas à sonda por vários órgãos do corpo, sendo a imagem reconstruída do coração apresentada no monitor do aparelho. A ecografia é um instrumento simples, acessível e seguro que fornece informações muito úteis ao médico. Embora a ecografia seja um instrumento de diagnóstico muito útil, não consegue detetar todos os problemas cardíacos.

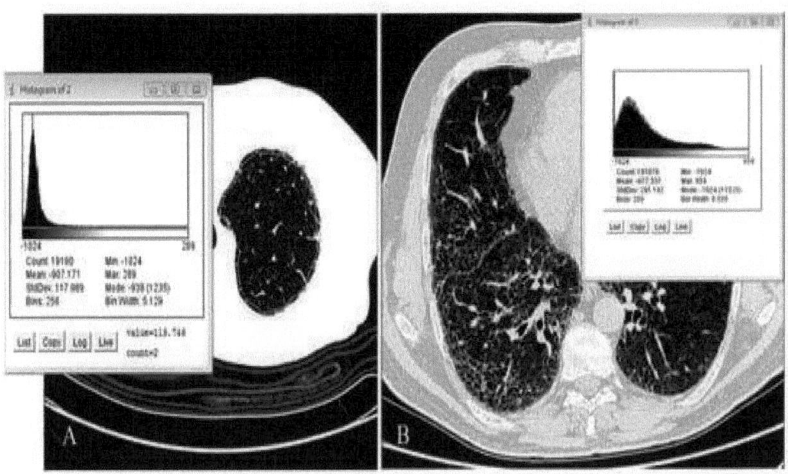

Figura 12. Para além da interpretação visual

Capítulo III
Interpretação básica da angiografia coronária por TC

Interpretação de angiografia por TC cardíaca

A angiografia por TC cardíaca é um procedimento de imagiologia médica não invasivo utilizado para examinar os vasos sanguíneos do coração e diagnosticar problemas vasculares. Estes problemas, como o estreitamento ou o bloqueio das artérias coronárias, são diagnosticados sem anestesia ou sala de operações. Este procedimento utiliza raios X e material de contraste para criar imagens pormenorizadas das artérias coronárias, o que ajuda os médicos a avaliar o estado do fluxo sanguíneo e a função dos vasos do coração. Por fim, os médicos interpretam os resultados da angiografia cardíaca por TAC e analisam-nos para identificar e tratar possíveis problemas cardíacos.

O que é uma angiografia por TC cardíaca?

A angiografia por TC cardíaca é um exame de imagem tridimensional não invasivo. Este exame é utilizado para detetar bloqueios ou estreitamentos das artérias coronárias causados pela acumulação de placas. Estas placas, que são constituídas por substâncias como a gordura, o colesterol e o cálcio, podem reduzir o fluxo sanguíneo ao longo do tempo e, em alguns casos, bloquear completamente as artérias.

Esta condição pode levar a problemas graves, como ataque cardíaco e insuficiência cardíaca. Os nomes comuns para este procedimento são angiografia coronária por tomografia computorizada (Angiografia coronária por tomografia computorizada) ou angiografia coronária por tomografia computorizada, o que significa que a tecnologia de tomografia computorizada e os raios X são utilizados para examinar as artérias do coração. Durante o exame, é injetado numa veia um agente de contraste que contém iodo, para que os vasos sanguíneos possam ser vistos mais claramente nas imagens.

Estas imagens tridimensionais ajudam os médicos a detetar possíveis anomalias e a identificar doenças cardiovasculares com maior precisão. Ao interpretar os resultados da angiografia por TC cardíaca, os especialistas recomendam métodos de tratamento adequados para evitar problemas mais graves no futuro.

Como efetuar uma angiografia por TC cardíaca?

Em primeiro lugar, o doente é preparado. O doente deve evitar usar vestuário metálico e jóias e, em alguns casos, é prescrita medicação para abrandar o ritmo cardíaco, de modo a que as imagens possam ser registadas com maior resolução. De seguida, o doente deita-se na cama do aparelho de TAC. O enfermeiro ou técnico coloca eléctrodos no peito que são ligados a um eletrocardiógrafo (monitor cardíaco). Em seguida, o enfermeiro injecta um agente de contraste para aumentar a nitidez das imagens.

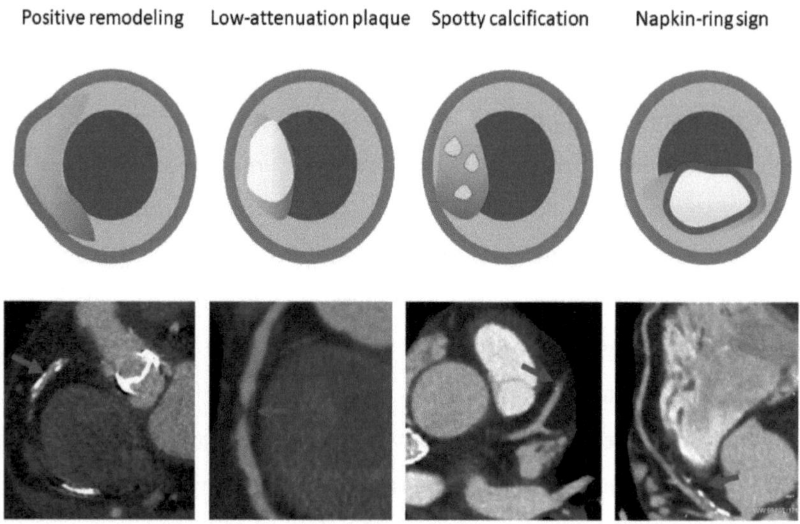

Figura 13. Imagens de tomografia computadorizada cardíaca sem contraste e com contraste

Podem também ser prescritos beta-bloqueadores para abrandar o ritmo cardíaco e nitroglicerina para dilatar as artérias coronárias, o que pode ajudar a melhorar a qualidade das imagens e a interpretação dos resultados da angiografia por TC. Após a injeção, inicia-se o exame de TC. A tomografia computorizada utiliza raios X e tecnologia informática para produzir imagens tridimensionais do coração e dos vasos sanguíneos.

O doente deve permanecer imóvel durante vários minutos e, em alguns casos, o médico pode pedir ao doente para suster a respiração durante alguns segundos para que as imagens sejam registadas com maior precisão. Após a obtenção das imagens, o exame é concluído e os resultados são revistos. Finalmente, a interpretação dos resultados da angiografia por TC é efectuada por um radiologista e o relatório completo, juntamente com as imagens, é enviado para o cardiologista para investigação adicional e medidas necessárias. A interpretação dos resultados da angiografia por TC inclui várias secções, cada uma das quais fornece informações importantes sobre o estado das artérias coronárias e a função cardíaca. Estes relatórios são explicados utilizando termos especializados, cada um dos quais se refere a partes e condições específicas do coração e dos vasos sanguíneos. Segue-se uma explicação de cada secção e dos termos relacionados:

1- Escore de cálcio: Um dos indicadores importantes do relatório é a quantidade de depósitos de cálcio nas paredes das artérias coronárias. Este número pode indicar o risco de desenvolver doença arterial coronária. Uma pontuação de cálcio normal significa a ausência de depósitos de cálcio, enquanto que números mais elevados podem indicar depósitos de cálcio e um risco acrescido de estreitamento ou bloqueio das artérias.

2- Estenose: A quantidade de estreitamento ou bloqueio nas artérias coronárias é indicada nesta secção da interpretação dos resultados da angiografia por TC. Este estreitamento pode restringir o fluxo sanguíneo para o músculo cardíaco. Normalmente, não deve haver qualquer estreitamento ou bloqueio nas artérias. A estenose é classificada como ligeira (menos de 50%), moderada (50-70%) e grave (mais de 70%).

3- Placa: Depósitos de gordura, cálcio e outras substâncias que se formam nas paredes das artérias e podem levar a um estreitamento ou bloqueio. As placas podem ser divididas em dois tipos:

A) Placa não calcificada: Placas que não contêm cálcio e podem ser mais macias e instáveis. Este tipo de placa pode aumentar o risco de rutura e de formação de coágulos sanguíneos.

B) Placa calcificada: Placas que contêm cálcio e são normalmente um sinal de doença arterial coronária crónica.

4- Lúmen: O espaço interior da artéria através do qual o sangue flui. O tamanho e a forma do lúmen podem ajudar o médico a avaliar a extensão do estreitamento ou bloqueio. Um lúmen normal significa fluxo sanguíneo livre, enquanto um estreitamento ou deformidade pode indicar estenose.

5- Aneurisma: O alargamento anormal da parede do vaso é referido nesta secção da interpretação da angiografia por TC do coração. Esta condição pode acarretar o risco de rutura do vaso e deve ser monitorizada cuidadosamente.

6- Doença das artérias coronárias: Se não houver placas nas artérias coronárias, o resultado é normal e não há sinais de doença cardíaca.

7- Fração de ejeção: Esta medida mostra a função de bombeamento do coração. A FE normal situa-se geralmente entre 55% e 70%. Uma FE baixa pode indicar fraqueza do músculo cardíaco.

8- Perfusão do miocárdio: Fluxo sanguíneo para o músculo cardíaco, que é avaliado com a ajuda da injeção de material de contraste. Um fluxo sanguíneo normal indica o bom funcionamento das artérias coronárias e do músculo cardíaco, ao passo que um fluxo reduzido pode dever-se a uma obstrução ou estenose.

Finalmente, a interpretação dos resultados da angiografia por TC com a ajuda destes termos permite aos médicos avaliar o estado exato das artérias coronárias e a função cardíaca.

Preparação antes da angiografia por TC do coração

1- Banho: O doente deve tomar banho antes do exame de TAC.

2- Depilar os pêlos do peito: Os homens devem rapar os pêlos do peito.

3- Evitar bebidas com cafeína e actividades extenuantes: Evitar beber chá, café, Nescafé, bebidas gaseificadas e fazer atividade física extenuante no dia da TAC.

4- Tomar os medicamentos: Todos os medicamentos prescritos pelo médico assistente devem ser tomados no dia do exame.

5- Jejum: Não deve comer nas quatro horas que antecedem a TAC. Não há problema em beber água até uma hora antes do exame.

6- Vestuário adequado: As mulheres devem usar uma camisa aberta à frente com botões não metálicos.

7- Trazer documentos cirúrgicos: Os pacientes que foram submetidos a uma cirurgia cardíaca devem trazer a descrição do procedimento.

8- Parar de tomar metformina**:** Se estiver a tomar metformina, deve parar de a tomar com o conselho do seu médico 48 horas antes do exame.

9- Frequência cardíaca inferior a 65: A TAC só pode ser efectuada se a frequência cardíaca do doente for inferior a 65.

10- Limite de peso: A tomografia computorizada não é possível em doentes com peso superior a 100 kg e altura inferior a 165 cm ou em doentes com peso superior a 110 kg.

11- Irregularidades cardíacas graves: O exame não é possível em doentes com arritmias graves ou não controladas.

Após a realização da angiografia por TC, recomenda-se que permaneça na enfermaria durante meia hora para controlar a possibilidade de uma reação ou sensibilidade ao agente de contraste. Não se preocupe com a radiação do aparelho. Esta radiação, bem como o agente de contraste injetado, não tem qualquer radiação ou efeitos secundários, e o contacto com outras pessoas e com as que o rodeiam não é proibido.

Angiografia por TC das artérias coronárias para doenças cardíacas

Qualquer condição que afecte a função cardíaca é considerada uma doença cardíaca. A doença arterial coronária (DAC) é o tipo mais comum de doença cardíaca e causa a maioria dos ataques cardíacos e dores no peito (angina). Ao longo do tempo, doenças como a tensão arterial elevada, níveis anormais de colesterol, tabagismo e diabetes podem começar a danificar o revestimento

interior liso das artérias. Quando isto acontece nos vasos sanguíneos de todo o corpo, designa-se por doença vascular. Quando afecta as artérias que fornecem sangue ao músculo cardíaco, chama-se doença das artérias coronárias.
À medida que os danos continuam a ocorrer na parede da artéria, o colesterol "mau" pode começar a acumular-se. Os glóbulos brancos e outras células são então enviados para a área para ajudar a limpar o colesterol. Com o tempo, a acumulação de placa pode estreitar as artérias e reduzir o fluxo sanguíneo. Este fenómeno é frequentemente designado por endurecimento das artérias, ou aterosclerose. Para as pessoas com risco de DAC, os exames de rastreio são muito importantes. Os exames de rastreio ajudam a determinar a quantidade de placa, a sua natureza e as opções de tratamento disponíveis.

Quais são os benefícios dos testes de rastreio cardíaco?
Para ajudar a diagnosticar a doença coronária, os doentes são normalmente encaminhados para um de dois testes de rastreio principais: angiografia coronária ou angiografia por tomografia computorizada coronária (angioTC).
-1Durante uma angiografia coronária, um tubo fino e oco chamado cateter é introduzido numa artéria e avança em direção ao coração. Um corante de contraste é então enviado através do cateter, tornando as artérias visíveis numa radiografia.
-2Para a angio-TC, a tomografia computorizada (TC) é utilizada para examinar as artérias coronárias de forma não invasiva. A tomografia computorizada utiliza uma combinação de raios X e tecnologia informática para produzir imagens pormenorizadas e detalhadas. Em particular, a angio-TC detecta placas duras e endurecidas que podem levar a ataques cardíacos e à morte. Este exame também utiliza contraste de imagem, mas este é injetado através de uma veia no braço e as imagens das artérias são tiradas do exterior do corpo. Os doentes com antecedentes familiares de doença cardíaca podem estar em risco de desenvolver placa aterosclerótica, bloqueio ou estreitamento das artérias coronárias. Na TC, estas condições podem ser identificadas mesmo antes da ocorrência de sintomas de dor no peito.

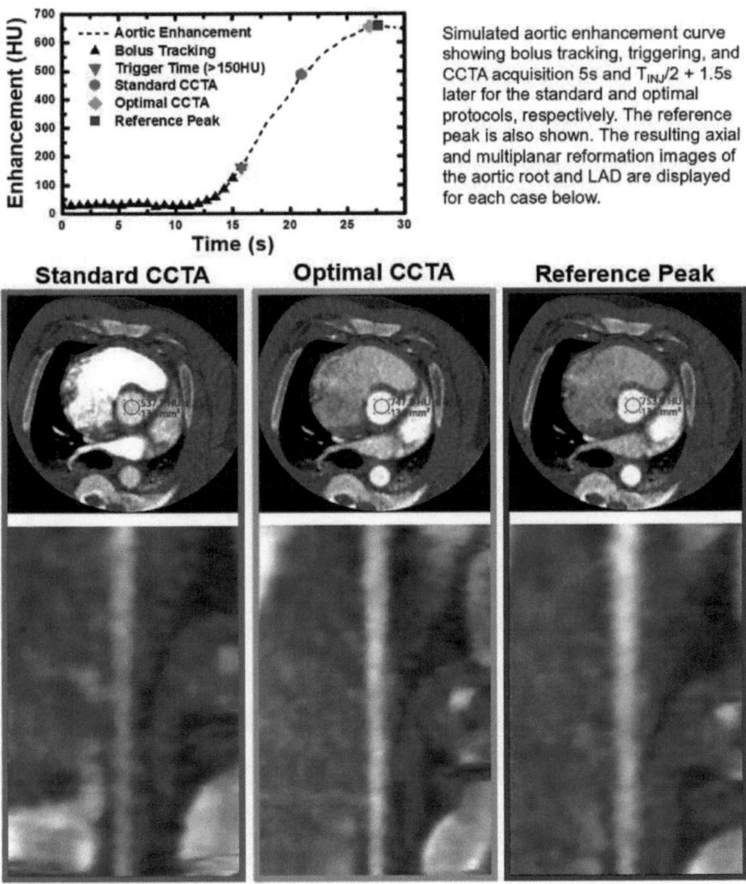

Figura 14. Otimização da temporização dos meios de contraste para angiografia coronária por TC: um estudo de validação retrospetivo

Quais são os riscos dos testes de rastreio cardíaco?

A angiografia coronária é um procedimento invasivo que, raramente, pode provocar problemas graves, como um ataque cardíaco ou um acidente vascular cerebral. Existe também o risco de rutura ou bloqueio súbito de uma artéria, de reação alérgica ao corante e de hemorragia ou nódoas negras no local onde o cateter é inserido. Também requer jejum antes do procedimento e horas de recuperação hospitalar depois. Além disso, pode ser utilizada em excesso no diagnóstico de doentes com sintomas invulgares e risco de doença baixo a moderado. A angio-TCG também acarreta o risco de uma reação alérgica ao corante de contraste. Alguns pacientes podem não ser bons candidatos para este exame, como por exemplo

- ✓ Doentes com mais de 450 libras, que podem não caber na máquina.
- ✓ Pacientes com ritmos cardíacos irregulares ou rápidos que não podem tomar medicação para abrandar o ritmo cardíaco, uma vez que a CCTA requer um ritmo cardíaco lento e regular para obter imagens exactas.
- ✓ Doentes que não conseguem estar deitados, seguir instruções de voz ou suster a respiração durante 20 segundos.
- ✓ Pacientes com muitas áreas de placa antiga e endurecida, o que é frequentemente observado em pacientes mais velhos.

Estudos demonstraram que as capacidades de diagnóstico da angio-TC são equivalentes às da angiografia coronária. Dado o seu custo mais baixo e maior segurança, pensa-se que a angio-TC é um exame de primeira linha melhor para triagem de doentes e determinação da necessidade de tratamento médico ou avaliação invasiva. Além disso, os aparelhos de TC actuais têm doses de radiação mais baixas e uma precisão melhorada em comparação com os aparelhos mais antigos, e os doentes preferem frequentemente a angio-TC para testar a doença arterial coronária por ser menos invasiva. O seu médico pode recomendar uma angio-TC se tiver uma história familiar de doença cardíaca ou se estiver a investigar sintomas como dor no peito ou falta de ar. Quando se procura a causa da dor torácica, podem ser pedidos outros tipos de exames de imagem para avaliar a função cardíaca, alterações eléctricas do coração ou o fluxo sanguíneo de e para o coração.

Porque é que é necessária uma angiografia coronária por TC?

As artérias coronárias são os vasos sanguíneos que fornecem sangue ao músculo cardíaco. Se estas artérias ficarem estreitas ou bloqueadas por qualquer motivo, podem ocorrer problemas como insuficiência cardíaca, acidente vascular cerebral e ataque cardíaco devido à diminuição da função cardíaca. Por este motivo, os médicos utilizam a angiografia coronária por TC para:

Avaliar o risco de doença arterial coronária e de insuficiência cardíaca com base em sintomas de dor no peito, resultados suspeitos de análises laboratoriais e electrocardiogramas e resultados inconclusivos de uma prova de esforço do doente.

Avaliar o risco de doença arterial coronária antes de se submeter a vários tipos de cirurgia cardíaca. Observar a anatomia ou a estrutura anormal das artérias coronárias do coração.

Avaliação pormenorizada dos novos sintomas ou do agravamento dos sintomas de doença arterial coronária.

Passos da Angiografia por TC

Estas etapas incluem: Preparação, Imagiologia e Recuperação.

1- Preparação para a Angiografia por TC: Antes da Angiografia por TC, o doente é questionado sobre a sua história clínica. O ritmo cardíaco do doente será monitorizado através de um eletrocardiograma (ECG). Serão colocados cerca de quatro eléctrodos na pele do tórax do doente para que possam ser ligados fios a estes eléctrodos. O médico especialista (radiologista ou cardiologista) que está a supervisionar o exame analisa o ECG do doente. Se o ritmo cardíaco do doente for normal, é introduzida uma cânula intravenosa numa das veias, normalmente à frente do cotovelo.

Dependendo do tipo de máquina de tomografia computorizada utilizada, se o ritmo cardíaco da pessoa for superior a 60 batimentos por minuto, pode ser administrada ao doente uma medicação oral ou intravenosa chamada beta-bloqueador para abrandar o ritmo cardíaco. O abrandamento do ritmo cardíaco torna as imagens mais claras e fáceis de interpretar. A tensão arterial e o pulso serão verificados e, quando o ritmo cardíaco estiver no nível correto, o doente será levado para a sala de TAC. Alguns minutos antes do exame, será injectada uma

pequena quantidade de nitroglicerina na parte de trás da garganta, utilizando um spray semelhante ao utilizado por pessoas com asma. Isto ajudará a dilatar as artérias coronárias para facilitar a realização do exame.
Se normalmente não toma comprimidos ou adesivos de nitroglicerina para tratar ou prevenir a angina, isto pode causar uma dor de cabeça ou uma ligeira sensação de tonturas.

-2Angiografia por TAC: Depois de passar pelas etapas de preparação, entrará no processo de angiografia por TAC. Deitar-se-á numa cama enquanto as imagens são obtidas pelo aparelho de imagiologia. A máquina de TAC é uma máquina grande e quadrada com um orifício circular. Por vezes, tem a forma de um donut. A cama move-se para dentro e para fora do orifício à medida que o coração é examinado. É importante que o paciente não se mova durante o exame, pois isso afectará a qualidade das imagens. Nalguns centros de radiologia, é administrada ao doente uma dose de teste de material de contraste, para que possa ser medido o tempo que o material demora a viajar do braço para o coração. Isto irá determinar a altura exacta para iniciar o exame. Isto pode ser efectuado em alguns aparelhos de TAC imediatamente antes do início do exame principal.
Enquanto o doente está deitado na cama, o material de contraste iodado é injetado na veia do doente utilizando um dispositivo de injeção sob pressão através de uma cânula. Este material é por vezes considerado como um corante de raios X, mas é um líquido incolor e transparente. Quando o material de contraste chega ao coração através das veias, o exame começa. O doente sentirá o aparelho de TAC a rodar à sua volta. A cama move-se para dentro e para fora da máquina à medida que a imagem é tirada. Nalguns aparelhos, a cama pode estar parada ou mover-se ligeiramente. De cada vez que o exame é efectuado, pede-se ao doente para suster a respiração durante 10 a 12 segundos e não se mexer.
A razão para suster a respiração é que as imagens ficam desfocadas se o peito se mexer. As máquinas de digitalização tiram uma série de imagens de cima para baixo do coração. Ao mesmo tempo que estas imagens são tiradas, o

eletrocardiograma do doente também é registado. O aparelho de imagiologia utiliza o registo de impulsos eléctricos do aparelho de eletrocardiograma e tira uma fotografia do coração sempre que este bate. A máquina de TAC está sincronizada com o eletrocardiograma e tira fotografias das artérias coronárias do coração sem movimento durante o intervalo ou intervalos em que o coração tem menos movimento e, desta forma, as imagens aparecem nítidas em vez de desfocadas.

3- Alta da TAC Angio: Após a obtenção de todas as imagens, antes de receber alta, o doente é conduzido à zona de recobro para observação e remoção da cânula intravenosa do braço. Se o doente tiver recebido medicação para abrandar o ritmo cardíaco, pode ser-lhe pedido que aguarde que o efeito da medicação passe.

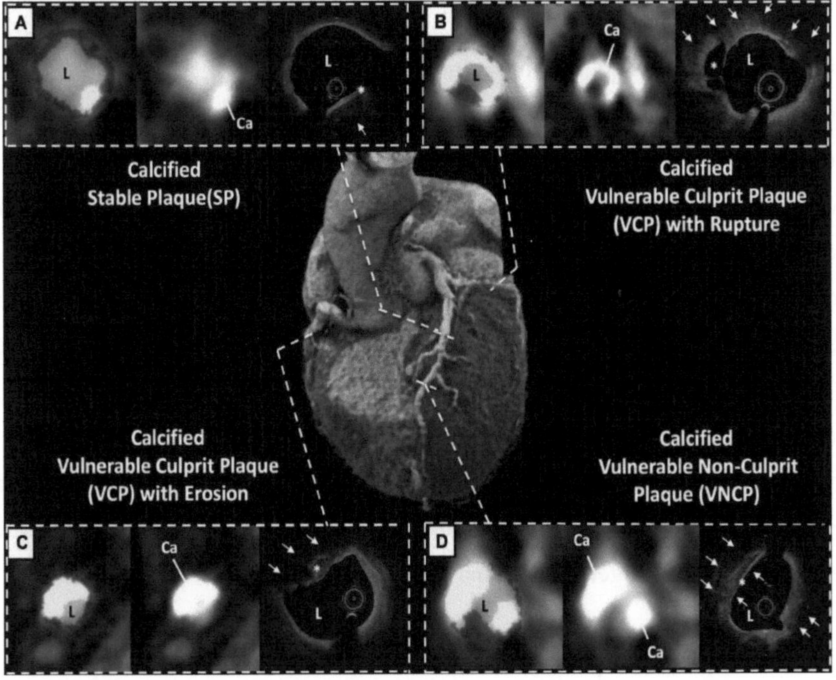

Figura 15. Análise do Conteúdo de Cálcio na Angiografia por Tomografia Computadorizada Coronária

Quais são os efeitos secundários de um angiograma por TAC?

Se o doente receber medicação para abrandar o ritmo cardíaco, é normalmente observado até que as tonturas desapareçam, o que normalmente dura até meia hora. No entanto, isto pode demorar mais de meia hora. Se uma pessoa tiver uma dor de cabeça devido à toma de nitroglicerina, a dor será aliviada de forma relativamente rápida, em 20 minutos ou menos. Também é possível que uma pessoa seja alérgica ao material de contraste.

Isto pode variar desde efeitos ligeiros como espirros, comichão, erupção cutânea e urticária até reacções graves. As reacções graves são raras, mas podem causar dificuldade em respirar, tensão arterial baixa e inchaço dos tecidos moles da face e da garganta.

Existem efeitos secundários da angiografia por TC?

Quando isto acontece nas vias respiratórias, pode ser fatal. Estas reacções são muito raras, mas devem ser tratadas imediatamente por pessoal médico treinado para este tipo de emergências. Se uma pessoa tiver um historial de reacções alérgicas a meios de contraste ou um forte historial de alergias a outras substâncias, deve informar o pessoal médico do centro de radiologia antes do exame. A dose de radiação durante este procedimento é de cerca de 2 a 21,5 milisieverts.

Quanto tempo demora um angiograma por TC?

Todo o procedimento, incluindo a preparação, a imagiologia e o recobro, pode demorar até 3 a 4 horas, especialmente se a pessoa estiver a tomar bloqueadores beta. O exame de imagem propriamente dito demora cerca de 20 minutos.

Riscos da angiografia por TC

Os principais riscos de um angiograma por TC são:

- ✓ Os meios de contraste iodados.
- ✓ Rutura de um vaso causada pela cânula, o que é raro.

- ✓ A injeção rápida de meio de contraste nos tecidos circundantes pode causar a rutura das paredes de pequenas veias.
- ✓ Injeção de ar na veia, o que não é possível com as actuais medidas de segurança avançadas nos dispositivos de injeção.
- ✓ Reação alérgica ao meio de contraste, que pode incluir espirros, comichão, erupção cutânea e urticária. Isto também ocorre numa pequena percentagem de doentes.

Estas ocorrem normalmente alguns minutos após a injeção. Reacções mais graves ocorreram raramente e incluem uma queda da pressão arterial e inchaço dos tecidos moles que podem ser fatais. Estas reacções requerem tratamento imediato. Se ocorrerem reacções graves, o pessoal médico do centro de radiologia tem formação para as tratar. Os doentes com insuficiência renal podem sofrer um agravamento da função renal após a administração do meio de contraste iodado. Este estado melhora normalmente ao fim de alguns dias. Se a insuficiência renal for grave, este exame não deve ser efectuado, a não ser que a informação obtida com o procedimento imagiológico compense o risco de deterioração adicional da função renal. Os beta-bloqueadores podem causar broncoespasmo (estreitamento das grandes vias respiratórias) em pessoas com asma. Estes medicamentos não devem ser administrados a pessoas que necessitem de um ritmo cardíaco elevado para manter uma função cardíaca normal.

A nitroglicerina pode causar dores de cabeça e tensão arterial baixa. Os doentes com diabetes que tomam metformina podem ter de parar de a tomar, dependendo do facto de a sua função renal ser normal ou não. Se o doente estiver a tomar metformina, deve trazer consigo os resultados recentes das análises à função renal para análise.

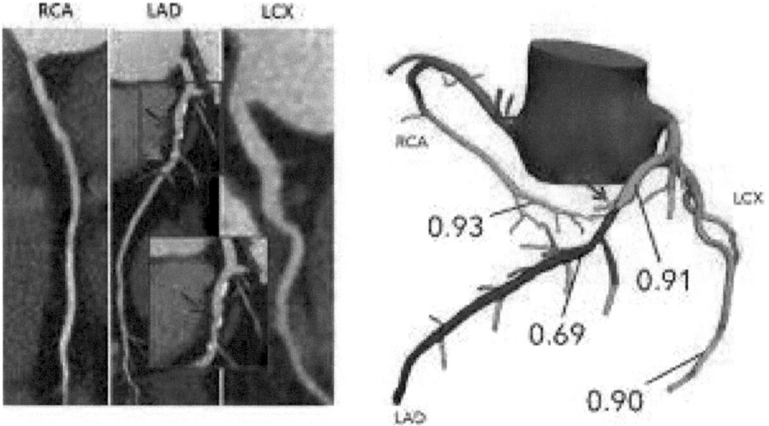

Figura 16. Teste de Reserva de Fluxo Fracionado derivado da Angiotomografia Coronária em Pacientes

Angiografia por TC na gravidez

Este teste não é efectuado em mulheres grávidas devido ao risco de exposição do feto à radiação.

Nas doentes que estão a amamentar, o agente de contraste pode entrar no leite, mas não o suficiente para afetar o bebé.

Benefícios da Angiografia por TC

Este método é recomendado para os doentes que têm problemas de cicatrização no local da ferida, mas, de qualquer modo, sendo um método relativamente novo, ainda não atingiu o desenvolvimento do método de angiografia habitual.

A vantagem do teste é que pode mostrar a extensão e a localização do bloqueio nas artérias coronárias, mesmo que a aterosclerose não esteja a causar o bloqueio.

Interpretação de um angiograma por TC

A informação publicada sugere que, se o teste for efectuado e não for detectada qualquer doença das artérias coronárias, o médico pode utilizar esta informação para tratar os sintomas do doente. Se as artérias coronárias apresentarem anomalias, o médico alterará o tratamento do doente com base na informação apresentada sobre as anomalias. A angiografia por TC é um exame relativamente novo e os métodos para a sua realização estão a evoluir rapidamente devido ao rápido desenvolvimento de novos equipamentos. Ainda há divergências entre os profissionais de saúde sobre os benefícios deste exame.

Desvantagens de um angiograma por TC

A maioria dos doentes é submetida a uma angiografia por TC sem sofrer quaisquer efeitos adversos.

Existe sempre uma pequena possibilidade de desenvolver cancro devido à exposição excessiva à radiação. No entanto, os benefícios de um diagnóstico exato ultrapassam de longe este risco.

Se tiver um historial de sensibilidade a agentes de contraste de raios X, o seu médico pode recomendar que tome determinados medicamentos, como esteróides, um ou dois dias antes do procedimento para reduzir a possibilidade de uma reação alérgica. Outra opção é fazer um exame que não necessite de uma injeção de agente de contraste.

Em doentes com risco de insuficiência renal e que já têm uma função renal limítrofe, a administração de agentes de contraste iodados pode potencialmente levar a danos adicionais na função renal.

Se uma quantidade excessiva de agente de contraste de raios X sair da veia e se espalhar sob a pele, pode danificar a pele, os vasos sanguíneos e os nervos. Se sentir dor ou formigueiro na área onde o agente de contraste foi injetado durante ou após a injeção, deve informar imediatamente o enfermeiro ou o técnico.

As mulheres devem sempre informar o seu médico ou técnico se houver qualquer possibilidade de gravidez.

Como minimizar os riscos dos raios X?

Durante os exames de raios X, são tomados cuidados especiais para garantir que o doente recebe a menor quantidade de radiação possível, produzindo simultaneamente as melhores imagens para avaliação. As organizações nacionais e internacionais de proteção radiológica revêem e actualizam continuamente as técnicas padrão utilizadas pelos profissionais. Os sistemas modernos de raios X têm correntes de feixe altamente controladas e métodos para minimizar a radiação adicional. Isto assegura que as áreas do corpo que não estão a ser fotografadas são expostas à menor quantidade de radiação possível. São feitos todos os esforços para reduzir a exposição à radiação durante a angiografia por TC. Estes esforços incluem a personalização dos parâmetros do exame de acordo com o peso e o tipo de corpo do doente. A área de obtenção de imagens também é limitada para evitar que a radiação desnecessária atinja outras áreas do corpo.

Quais são as limitações da angiografia por TC cardíaca?

Uma pessoa muito grande pode não caber no tubo de um aparelho de TAC normal ou pode ser demasiado pesada para ser colocada numa cama móvel. O limite de peso é normalmente de 204 kg. Como o contraste iodado dos raios X pode ser prejudicial, a angiografia por TC deve ser evitada em doentes com antecedentes de reacções alérgicas graves ao contraste, doença renal avançada ou diabetes grave. Também deve ser evitada se o pequeno risco de exposição à radiação for superior aos benefícios da angiografia por TC.

É melhor fazer a angiografia através da mão ou da virilha?

A angiografia através da mão ou do pé tem as suas vantagens e desvantagens e não é possível dizer a 100% qual é a melhor, mas nos últimos anos, a angiografia através da mão tem sido muito mais comum. A angiografia através do pulso é melhor. Porque o doente fica mais confortável ao sentar-se e ao caminhar após este procedimento, e a possibilidade de hemorragia devido à pequena artéria radial do pulso é muito pequena e pouco significativa, e o doente tem menos complicações, mas a decisão final é tomada pelo médico.

Para a angiografia através da mão, um médico especialista deve ter experiência suficiente neste método, para que possa efetuar a angiografia do doente sem complicações e possíveis riscos. A angiografia através da coxa é muito mais confortável e, por esta razão, alguns médicos recomendam-na para a maioria dos seus doentes, exceto nos casos em que o doente está em diálise, tem uma artéria pélvica bloqueada ou necessita da artéria radial do braço para uma cirurgia de bypass, mas existe um maior risco de acumulação de sangue e hematomas com uma angiografia através da virilha. Em geral, esta decisão não é sua; a decisão final cabe ao seu médico.

Possíveis complicações e riscos da angiografia

A angiografia é geralmente muito bem tolerada. A principal fonte de desconforto é a anestesia local e a colocação da bainha no início do procedimento. Este desconforto é geralmente de curta duração.

Por vezes, durante a angiografia coronária, pode sentir dores no peito semelhantes às da angina, uma sensação de ardor na garganta ou um sabor metálico na boca. Estes sintomas são normalmente temporários, mas devem ser registados pelo médico que efectua a angiografia. Por vezes, o corante de raios X pode causar náuseas e vómitos.

Embora a angiografia seja geralmente um procedimento seguro, existe a possibilidade de complicações muito graves. Felizmente, estas complicações são raras, ocorrendo em cerca de uma em cada mil angiografias coronárias.

Raramente, os doentes têm um acidente vascular cerebral ou um ataque cardíaco durante uma angiografia coronária. Raramente, material de colesterol e restos de placa aterosclerótica podem romper-se na aorta e bloquear o fluxo sanguíneo para os rins ou outros órgãos.

Para além das complicações graves acima referidas, a complicação mais provável após a angiografia é a formação de nódoas negras à volta do local de punção da artéria da virilha ou do braço. Normalmente, são muito ligeiras, mas por vezes podem ser maiores e causar desconforto.

Se se desenvolver um bloqueio na artéria, é raro que a artéria tenha de ser reparada por um cirurgião vascular. Esta é uma complicação pouco frequente após a angiografia coronária diagnóstica, ocorrendo em cerca de um em cada mil procedimentos.

Os falsos aneurismas, ou enfraquecimento localizado da artéria, também devem ser considerados.

Também é possível ter uma reação alérgica ao contraste de raios X. Uma reação grave é muito rara. Deve informar os enfermeiros e o médico sobre quaisquer alergias que tenha, especialmente a marisco, crustáceos, iodo ou corante de raios X.

Tal como acontece com qualquer exame, os riscos destes testes têm de ser ponderados em relação ao problema subjacente e aos riscos que podem representar para a sua saúde. Pensa-se que os riscos deste procedimento ultrapassam de longe os riscos para a saúde que podem advir de uma obstrução grave de uma das artérias do coração.

Receberá os resultados imediatamente após a angiografia coronária. Se houver um estreitamento significativo ou se tiver acabado de sofrer um ataque cardíaco, poderá ser submetido a uma angioplastia ao mesmo tempo. Se algumas das artérias coronárias estiverem bloqueadas ou estreitadas, pode ser encaminhado para um cirurgião cardíaco para ser submetido a uma cirurgia de bypass. Os resultados dos testes são frequentemente discutidos numa reunião semanal da equipa interdisciplinar, onde os cardiologistas e os cirurgiões discutem o doente e o melhor tratamento. Isto elimina o risco de parcialidade individual. Esta decisão pode ser tomada na consulta externa seguinte ou no prazo de alguns dias se for internado no hospital. O exame de TAC demora algum tempo a processar as imagens, pelo que será informado dos resultados na sua próxima consulta.

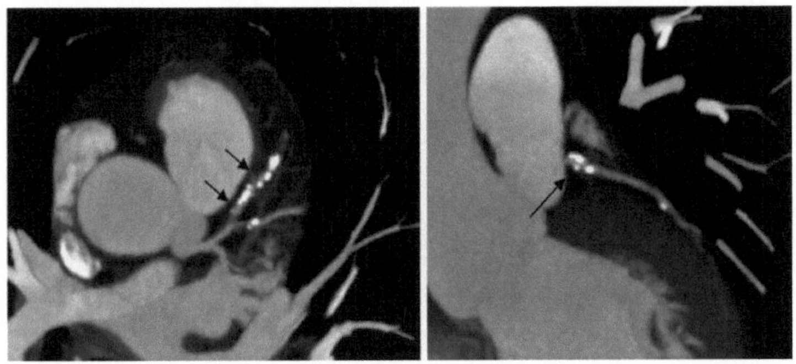

Figura 17. Estudo egípcio para avaliar a precisão e fiabilidade da angiografia coronária por TC CAD-RADS

Capítulo IV
Interpretação básica da RM cardíaca

O que é a ecocardiografia ou ecocardiograma?

Antes de interpretar os termos ecocardiografia e ler o relatório de ecocardiografia, é melhor saber que a ecocardiografia é um tipo de ultrassom do coração. Neste exame, são gravados vídeos durante o batimento cardíaco, que podem ser utilizados para verificar o funcionamento do coração.

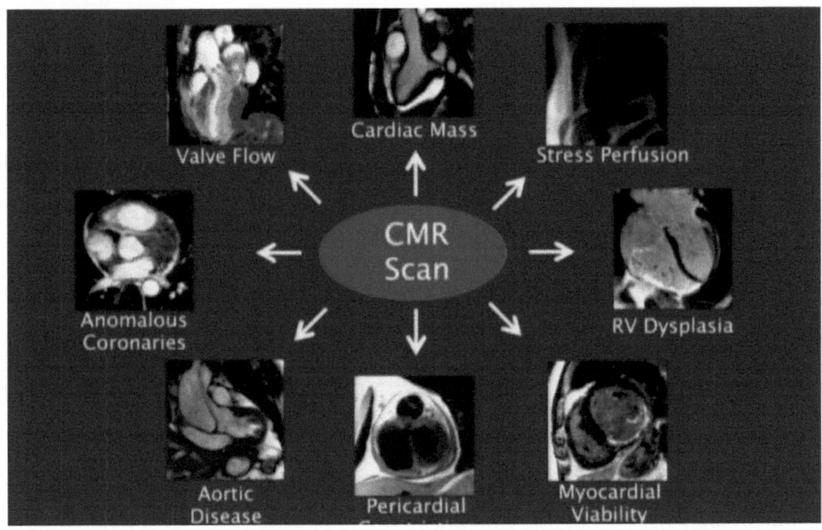

Figura 18. Ressonância magnética cardíaca: princípios básicos

O que é examinado e controlado num ecocardiograma?

Com um ecocardiograma, são geralmente examinados o tamanho do coração, a sua capacidade de bombear e os danos nos seus músculos. Com um ecocardiograma, o médico pode facilmente descobrir se o tamanho do coração está aumentado ou não. Se a espessura da sua parede estiver aumentada ou alterada, surgem problemas como a tensão arterial e outras doenças. Além disso, ao examinar a potência de bombeamento, o médico pode determinar a percentagem de sangue que é bombeado de um ventrículo cheio em cada batida num minuto, e o mais importante é examinar os danos em diferentes partes do coração.

Este teste simples é utilizado para examinar e ajudar muito o médico a fazer o diagnóstico correto. Agora é necessário interpretar os termos da ecocardiografia e aprender a ler um relatório de ecocardiografia.

EF: Fração de Ejeção

A primeira coisa que vai encontrar no relatório. É provavelmente a abreviatura de Fração de Ejeção (FE). Esta medida mostra-lhe o grau de bombeamento do seu coração em cada batida, ou seja, o volume de sangue que ejecta em cada batida. Este valor aparece nos relatórios como uma percentagem, com uma percentagem normal de cerca de 55-65%. Uma EF inferior a 40% indica um bombeamento inadequado do coração.

FEVE: Fração de Ejeção do Ventrículo Esquerdo no Relatório de Ecocardiografia

LVEF é também uma abreviatura de Left Ventricular Ejection Fraction (Fração de ejeção do ventrículo esquerdo), que significa a fração de ejeção do ventrículo esquerdo. Isto significa a quantidade de sangue ejectada do ventrículo esquerdo do coração em cada batimento, que normalmente é superior a 55% e percentagens inferiores a 55% não são normais.

RVEF: Fração de Ejeção do Ventrículo Direito

Ao continuar a ler o relatório do ecocardiograma, irá encontrar o termo FEVD, que significa fração de ejeção do ventrículo direito, que indica a quantidade de sangue bombeado para o ventrículo direito e para os pulmões para fornecer oxigénio. Em geral, a fração mais importante a que os médicos prestam muita atenção num ecocardiograma é a FEVE.

MVP: Prolapso da válvula mitral

Outra coisa com que se pode deparar ao ler um relatório de ecocardiograma é o termo MVP, que significa Prolapso da válvula mitral. Na verdade, significa prolapso da válvula mitral, que é quando um ou ambos os folhetos da válvula mitral sobressaem para a aurícula esquerda durante as contracções cardíacas.

RM: Regurgitação da válvula mitral

Mas RM significa Regurgitação Mitral. Com três estados nos relatórios de ecocardiograma, mostrará regurgitação da válvula mitral, que é apresentada como (++++) ligeira, (+++) moderada e (+) grave, que também é apresentada em alguns relatórios como (Ligeira), (Moderada) e (Grave). Esta regurgitação está relacionada com o retorno anormal do fluxo sanguíneo do ventrículo esquerdo para a aurícula esquerda.

TR: Regurgitação da válvula tricúspide

Regurgitação da válvula tricúspide, que é indicada pela palavra TR, que significa Regurgitação Tricúspide, no relatório do ecocardiograma, e indica que a válvula entre o ventrículo direito e a aurícula direita não fecha corretamente.

PR: Regurgitação da válvula pulmonar

Outro termo que pode encontrar no relatório do ecocardiograma é a palavra RP, que significa Regurgitação Pulmonar, que indica um tipo de regurgitação da válvula pulmonar. De facto, nesta regurgitação, o fluxo sanguíneo é anormalmente invertido da artéria pulmonar para o ventrículo direito.

RA: Regurgitação da válvula aórtica

Esta falha, que é mostrada no ecocardiograma, é o facto de a válvula aórtica não fechar corretamente e de algum sangue regressar ao ventrículo esquerdo a partir da aorta durante o repouso, e é indicada pela palavra oculta RA Regurgitação aórtica.

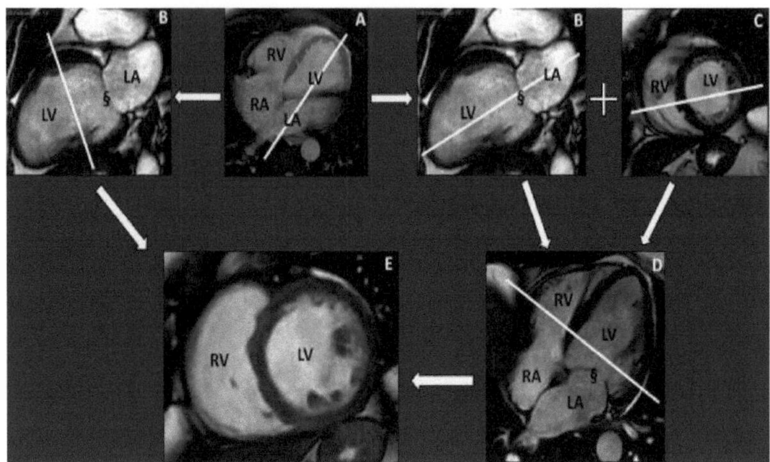

Figura 19. Ressonância magnética cardíaca: bases técnicas

DAC: Doença da artéria coronária

Se encontrar a palavra CAD, que é a abreviatura de Coronary Artery Disease, no seu ecocardiograma, deve saber que esta palavra indica doença das artérias coronárias. Nesta doença, a placa acumula-se nas suas artérias e o sangue rico em oxigénio não chega ao seu coração. Infelizmente, temos de dizer que a placa pode levar a um ataque cardíaco ao bloquear as artérias.

ICC: Insuficiência Cardíaca Congestiva

Outra insuficiência que pode ser diagnosticada com um ecocardiograma é a insuficiência cardíaca congestiva. Deve saber que, nesta insuficiência, o músculo cardíaco não tem a capacidade de bombear como deveria e o sangue, nesta situação, flui para trás e, infelizmente, faz com que se acumule líquido nos pulmões, o que resulta em falta de ar. Pois bem, saiba que ICC é a abreviatura de Insuficiência Cardíaca Congestiva.

PAP: Pressão da artéria pulmonar

A pressão da artéria pulmonar é normalmente uma pressão muito mais baixa, cerca de um décimo da pressão arterial sistémica, que se desloca no interior das artérias pulmonares. Esta pressão, que pode ser medida com um ecocardiograma, é designada por PAP, que significa pressão da artéria pulmonar. Um aumento desta pressão provoca falta de ar, doenças cardíacas e pulmonares.

HVE: Hipertrofia do ventrículo esquerdo

Se quisermos expressar a HVE de forma simples, podemos dizer que a HVE significa um aumento excessivo do músculo do ventrículo esquerdo devido a uma pressão arterial excessiva. A HVE, que significa Hipertrofia Ventricular Esquerda, pode causar falta de ar e dores no peito durante a atividade.

O que é que o DSVE e a DDVE indicam num ecocardiograma?

Existem dois pontos no batimento cardíaco chamados sistólico e diastólico. A sistólica é o momento em que o coração se contrai para bombear o sangue para as artérias. Se a oxigenação do ventrículo esquerdo estiver desequilibrada neste momento, ocorrerá disfunção sistólica, que é mostrada num ecocardiograma como DSVE, mas a diastólica é quando o coração relaxa para se encher de sangue novamente. Se o ventrículo esquerdo não relaxar corretamente nesta altura, o coração não se enche corretamente de sangue, o que resulta em disfunção diastólica ou DDVE.

Regurgitação mitral (RM)

A válvula mitral está localizada entre as câmaras esquerdas do coração, a aurícula esquerda e o ventrículo esquerdo. Na regurgitação da válvula mitral, a válvula não consegue fechar corretamente, permitindo que o sangue volte a fluir para a aurícula. Esta situação provoca a acumulação de pressão nas veias pulmonares que drenam para a aurícula esquerda, causando congestão pulmonar e falta de ar. Além disso, devido ao refluxo de parte do sangue bombeado pelo ventrículo esquerdo para a aurícula esquerda, o lado esquerdo do coração é forçado a bombear mais sangue para abastecer a circulação sanguínea do corpo, o que acaba por conduzir a insuficiência cardíaca crónica, palpitações e falta de ar devido ao excesso de atividade. Com o aumento da aurícula esquerda, existe um risco de arritmias cardíacas, como a FA.

Por vezes, especialmente nos casos de envolvimento reumático das válvulas cardíacas, a regurgitação mitral pode ocorrer em simultâneo com a estenose mitral.

A) Causas da regurgitação mitral: A regurgitação da válvula mitral em adultos é frequentemente uma complicação da febre reumática e a doença cardíaca reumática está presente em aproximadamente 33% dos casos. Outras causas incluem: prolapso da válvula mitral, cardiopatia isquémica com disfunção do músculo papilar ou, em alguns doentes, rutura das cordas musculares ligadas às válvulas, dilatação do ventrículo esquerdo por qualquer motivo, calcificação do anel mitral, cardiomiopatia hipertrófica, endocardite infecciosa e causas congénitas.

B) Sintomas de regurgitação mitral: Os sintomas da regurgitação mitral crónica desenvolvem-se geralmente de forma gradual ao longo de meses ou anos com a progressão gradual da doença, mas se a causa for um ataque cardíaco ou uma infeção da válvula, a regurgitação mitral aguda pode ocorrer subitamente. Os sintomas de regurgitação mitral incluem:

1- Fadiga anormalmente precoce: devido à diminuição do débito cardíaco efetivo.

2- Falta de ar durante a atividade física: devido a um aumento insuficiente do débito cardíaco.

3- Palpitações: devido a insuficiência cardíaca ou arritmia.

4- Edema pulmonar: A falta de ar, tanto durante a atividade como em repouso, ocorre devido à acumulação de líquido nos pulmões devido ao aumento da pressão sanguínea pulmonar.

5- Edema periférico: Com a progressão da insuficiência cardíaca direita, a acumulação de líquido nos tecidos do corpo provoca um edema dos tornozelos.

6- Diagnóstico: A ecocardiografia mostra o aumento da aurícula esquerda, o ventrículo esquerdo hiperativo e a ecocardiografia com Doppler é útil para diagnosticar e avaliar a gravidade da RM.

C) Tratamento da regurgitação mitral: A maioria das pessoas com regurgitação mitral ligeira, especialmente as que não têm sintomas, não precisa de tratamento e tem uma vida normal, ativa e sem problemas. De um modo geral, os médicos não recomendam que altere o seu estilo de vida ou restrinja a sua atividade física ou dieta. À medida que a RM progride, se surgirem sintomas, o médico pode prescrever medicamentos para ajudar a aliviar a dor no peito ou as arritmias causadas pela RM.

O ecocardiograma é perigoso?

A imagem produzida por um ecocardiograma é mais exacta do que uma radiografia. O ecocardiograma utiliza ondas sonoras em vez de raios X. Por isso, não há riscos. Outra grande vantagem de um ecocardiograma é o facto de permitir ao cardiologista ver imagens do coração em movimento, o que lhe permite ver como o coração está a bombear o sangue e como as válvulas estão a funcionar.

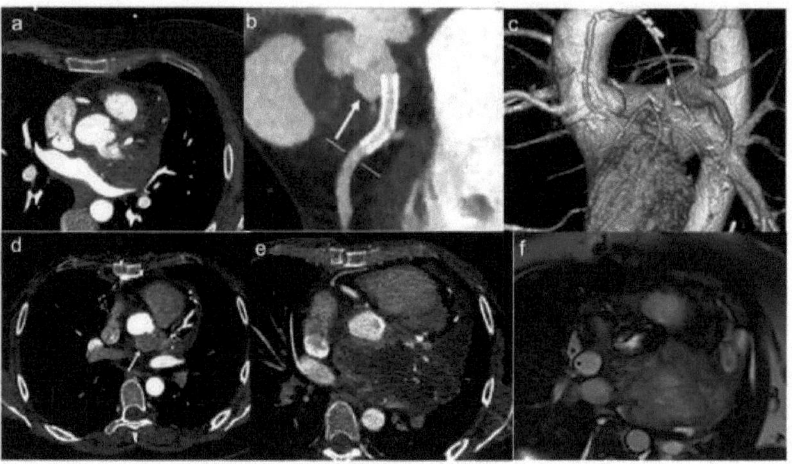

Figura 20. Guia Prático para Interpretação da Ressonância Magnética Cardíaca em Pacientes com Massas Cardíacas

Quem precisa de um ecocardiograma?

O ecocardiograma é efectuado em doentes que têm, ou podem ter, as seguintes situações

- ✓ Bloqueios nas artérias do coração, pescoço, abdómen e outros locais.
- ✓ Fibrilhação auricular.
- ✓ Um defeito cardíaco congénito.
- ✓ Doença arterial coronária.
- ✓ Cardiomiopatia.
- ✓ Danos causados por um ataque cardíaco anterior.
- ✓ Problemas nas válvulas do coração.
- ✓ Sons cardíacos excessivos.
- ✓ Pericardite (infeção do saco que envolve o coração).
- ✓ Hipertensão pulmonar.

Tipos de ecocardiografia

1- Ecocardiografia transtorácica (ETT): O ecocardiograma transtorácico é muito mais comum do que o ecocardiograma transesofágico. Este tipo de ecocardiografia não é invasivo.

A) Como é realizado um ecocardiograma transtorácico (ETT):

1- Um ecocardiografista realiza-o e um cardiologista interpreta os resultados.

2- Os eléctrodos são colocados no peito. É aplicado um gel especial nas zonas onde o transdutor é colocado no peito.

3- O ecocardiografista coloca o transdutor no seu peito. Este pequeno instrumento emite ondas sonoras e recebe também as ondas sonoras reflectidas pelos órgãos internos.

4- Em alguns doentes, os tecidos e órgãos do corpo podem impedir que o coração seja visto claramente. O ecocardiografista pode injetar um corante para ajudar o doente a ver claramente o coração. Se isto não for eficaz, pode ser necessário efetuar um ecocardiograma transesofágico.

2- Ecocardiografia transesofágica (ETE): O ecocardiograma transesofágico é utilizado com muito menos frequência do que o ETT e é geralmente utilizado quando não é possível obter uma boa imagem com o método ETT.

A) Como realizar um ecocardiograma transesofágico:

- Não é permitido comer ou beber durante 6 horas antes do procedimento, exceto beber água, que é permitido durante 2 horas antes do procedimento. Se as instruções do seu médico forem diferentes, siga as suas instruções.
- São colocados eléctrodos no peito, que são ligados a um monitor de eletrocardiograma. São também colocadas no corpo braçadeiras de tensão arterial e um sensor de oxigénio.
- A anestesia local é utilizada para adormecer a garganta.
- É injetado um anestésico intravenoso.

- ❖ Enquanto está deitado sobre o seu lado esquerdo, é introduzido um endoscópio fino e flexível na sua garganta. Embora possa ser incómodo, não é prejudicial e não interfere com a respiração.
- ❖ Uma vez no local, o transdutor na extremidade do endoscópio é ajustado para obter diferentes imagens do coração. O procedimento completo demora entre uma hora e uma hora e meia.
- ❖ Após a conclusão do ETE, um cardiologista pode interpretar os resultados.
- ❖ Pode beber ou comer qualquer coisa 30 a 60 minutos após o fim da ETE.
- ❖ Não será possível conduzir após a ETE devido à medicação para a dor. A maioria dos doentes pode regressar ao trabalho e às actividades diárias 24 horas após a ETE.

Eco Doppler

Uma ecografia Doppler, tal como um ecocardiograma, é um exame em que ondas sonoras de frequência muito elevada atravessam o coração e os vasos sanguíneos. As ondas sonoras que regressam (ecos) são captadas pelo aparelho e criam uma imagem do fluxo sanguíneo no coração e nos vasos sanguíneos. Uma ecografia com Doppler ajuda o médico a ver claramente o fluxo sanguíneo nas artérias e no coração. Também lhe permite detetar quaisquer bloqueios ou estreitamentos das artérias ou quaisquer problemas nas cavidades anteriores. Este exame pode ser recomendado para doentes com aterosclerose e doença arterial coronária. Este exame é utilizado para avaliar o fluxo sanguíneo nas artérias coronárias, nas artérias carótidas, nas artérias grandes e principais dos braços e pernas ou no próprio coração.

A) Como é realizado o ultrassom Doppler:

- ❖ A ecografia Doppler é normalmente realizada em clínicas. É aplicado um gel especial em partes do corpo para melhorar a qualidade do som. Depois, é colocado um transdutor na pele para registar imagens dos vasos sanguíneos. O exame demora cerca de 30 minutos e é completamente indolor.

- ❖ Normalmente, não é necessário restringir a alimentação, a bebida ou fazer quaisquer actividades especiais antes do exame. Informe o seu médico sobre quaisquer medicamentos que esteja a tomar. É melhor falar com o centro onde vai fazer o teste sobre os seus preparativos antes do teste.

Prova de esforço ou ecografia de esforço

Uma prova de esforço é um tipo de ecocardiograma que mostra o funcionamento do coração sob esforço. Este exame é utilizado para confirmar ou excluir doença arterial coronária. O ecocardiograma é efectuado em repouso, exercício baixo, moderado e máximo, utilizando uma bicicleta estacionária ou fármacos como a dobutamina que simulam o exercício. O exame ecocardiográfico de esforço demora cerca de 60 a 75 minutos.

A) Como efetuar um eco de esforço:

- ❖ Deixar de utilizar Viagra, Cialis e Levitra 48 horas antes do teste.
- ❖ Não consumir nada que contenha cafeína nas seis horas que antecedem o teste.
- ❖ Não comer nem fumar nas duas horas que antecedem o exame.
- ❖ Tome os seus medicamentos habituais, exceto se o seu médico lhe disser o contrário. Traga consigo todos os seus medicamentos nas embalagens e recipientes originais.
- ❖ Usar calçado e vestuário confortáveis.
- ❖ A pessoa que efectua o teste começa por lhe explicar o procedimento. Será feito um breve historial médico e serão respondidas todas as perguntas que possa ter. A tensão arterial, o ritmo cardíaco e o eletrocardiograma serão monitorizados antes, durante e depois do teste.
- ❖ Antes do teste, ser-lhe-á pedido que assine um formulário de consentimento. Este é necessário antes do início do teste.

- Ser-lhe-á pedido que tire a roupa da parte superior do corpo, vista uma bata especial aberta à frente e se deite na mesa de exame.
- Serão colocados eléctrodos no seu peito para monitorizar o seu ritmo cardíaco. O tórax pode ser limpo com álcool ou a zona pode ser depilada, se necessário.
- Alguns testes de esforço requerem a utilização de uma substância especial designada por agente de contraste. O agente de contraste ajuda a melhorar a qualidade das imagens.
- O enfermeiro introduzirá um dispositivo intravascular nas veias do seu braço.
- A pessoa que realiza o exame aplica um pouco de gel nas pequenas sondas de ultra-sons e coloca-as no lado esquerdo do seu peito. Depois de tirar algumas fotografias suas em repouso, a pessoa pressiona ligeiramente o seu peito com as sondas para obter imagens de alta qualidade.
- A sua tensão arterial, frequência cardíaca e ECG serão registados enquanto estiver em repouso.
- De seguida, será realizado o teste de esforço. Para o fazer, ser-lhe-á pedido que pedale uma bicicleta estacionária enquanto está deitado, ou que simule exercício com o medicamento dobutamina. Ao utilizar a bicicleta, a resistência é muito baixa no início, mas vai aumentando a cada dois minutos. É muito importante continuar a pedalar o máximo de tempo possível, para que se atinja o objetivo de carga máxima de trabalho e os resultados do teste sejam exactos. Este processo demora normalmente dez minutos.
- Será monitorizado durante o teste. Se algo correr mal, o especialista interrompe imediatamente o teste. É muito importante informar imediatamente o especialista do se sentir determinados sintomas, como dores no peito, tonturas, falta de ar invulgar ou fadiga extrema.
- A pessoa que efectua o teste tira imagens ecográficas do coração várias vezes durante o exercício.

- A tensão arterial, a frequência cardíaca e o eletrocardiograma serão monitorizados durante um máximo de seis minutos após o teste de esforço.
- Após a conclusão do teste, as informações serão avaliadas por um cardiologista. Será enviado um relatório ao seu médico.

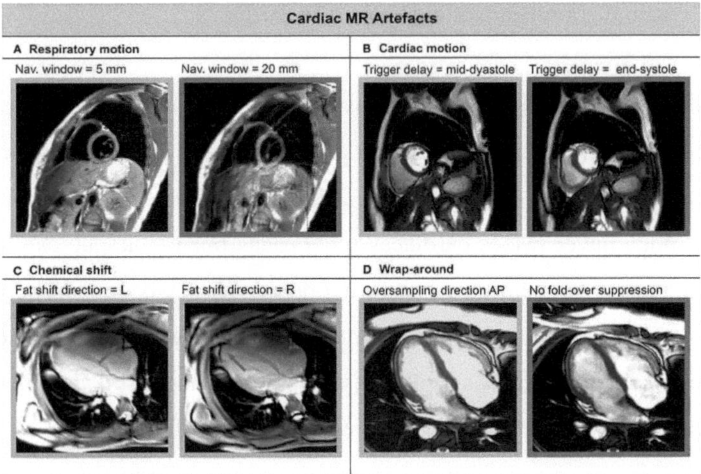

Figura 21. RM cardíaca: da teoria à prática

Interpretação de um ecocardiograma (coração aumentado)

Um coração dilatado pode ser um sinal de uma doença muito grave. Durante uma ecografia, o médico examina as paredes e as válvulas do coração. A ecografia mostrará o tamanho do ventrículo esquerdo (VE), do ventrículo direito (VD), da aurícula esquerda (AE) e da aurícula direita (AD). Estas são as quatro válvulas principais do coração. As medições são normalmente registadas em milímetros. As medições podem ser comparadas com os valores normais no lado direito do relatório.

Interpretação de um ecocardiograma (função de bombeamento do coração, válvulas e força)

Um ecocardiograma é uma imagem em direto do seu coração em funcionamento. É a melhor forma de os médicos verem como o seu coração está a funcionar em tempo real. Os médicos utilizam uma medida chamada fração de ejeção (FE) para determinar a qualidade da ação de bombeamento do seu coração. Esta medida é frequentemente expressa em percentagem, e o intervalo normal situa-se entre 55% e 70%. Uma FE baixa significa que existe um problema com as válvulas ou com a força da ação de bombeamento do músculo cardíaco.

Resultados do ecocardiograma (Danos no coração e doenças cardíacas)

O seu médico examinará cada parte da parede do coração para ver como está a funcionar. Se uma parte do coração não estiver a bombear ao mesmo ritmo que as restantes, pode haver lesões cardíacas provocadas por um ataque cardíaco. Um ecocardiograma é também uma boa forma de detetar sinais de alerta precoce de doença cardíaca. Os médicos fazem-no medindo as pausas no batimento cardíaco. As pausas são apresentadas em milissegundos e os resultados podem ser comparados com os níveis normais de pausa do ritmo cardíaco.

Interpretação dos resultados do ecocardiograma (Sinais de defeitos cardíacos no ecocardiograma)

Os defeitos cardíacos são mais frequentemente diagnosticados em bebés e crianças, mas também podem ser observados em adultos. O ecocardiograma pode até ser efectuado durante a gravidez para detetar problemas no feto. Ao observar o tamanho, a força de bombeamento e o ritmo cardíaco, o médico pode diagnosticar anomalias. Um defeito cardíaco pode ser um orifício numa válvula cardíaca ou uma ligação incompleta entre o músculo cardíaco e os átrios.

Como ler os resultados do ecocardiograma?

Nos resultados do ecocardiograma, verá uma série de símbolos e abreviaturas em letras inglesas. De seguida, explicamos o significado de alguns destes símbolos.

1- RM leve: A RM leve no ecocardiograma indica regurgitação mitral leve.

2- MVP: Mvp no ecocardiograma indica prolapso da válvula mitral.

3- RA: indica insuficiência da válvula aórtica.

4- AE: O AE no ecocardiograma indica o volume e a função do átrio esquerdo.

5- VE: Indica o ventrículo esquerdo.

6- VD: Indica o ventrículo direito.

7- DSVE: O DSVE no ecocardiograma indica disfunção sistólica do ventrículo esquerdo.

8- DSVE: O DSVE no ecocardiograma indica o diâmetro sistólico final do ventrículo esquerdo.

9- FEVE: Indica a fração de ejeção. Se o seu valor for inferior a 45%, são necessárias medidas médicas.

10- Pap: Indica a pressão arterial pulmonar. A Pap normal na ecocardiografia é inferior a 30 mm Hg.

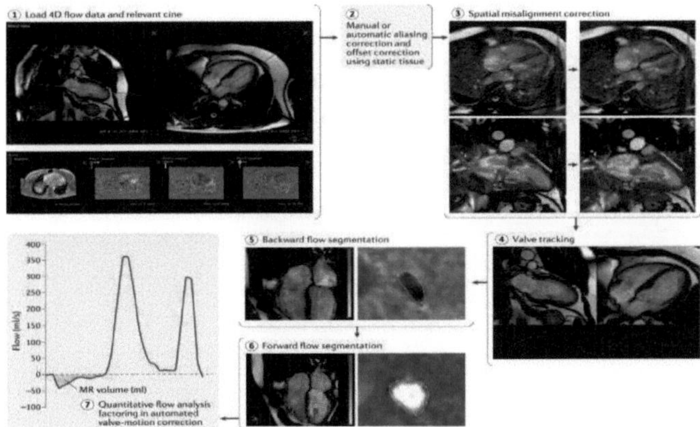

Figura 22. Ressonância Magnética Cardíaca para Prever Malignidade da Massa Cardíaca

Capítulo V
Ultrassom do pulmão e do diafragma

Diferença entre imagens radiológicas de pulmões saudáveis e não saudáveis

Um dos órgãos mais importantes do sistema respiratório do ser humano são os pulmões. Os pulmões, que são considerados órgãos purificadores, são como um tecido esponjoso. Quando inspiramos ar, o ar entra na laringe e depois na traqueia. Depois, chega aos brônquios esquerdo e direito, para ser direcionado para os pulmões.

Os brônquios, situados entre os brônquios e os sacos aéreos, terminam em pequenos sacos aéreos microscópicos ou cavidades que absorvem o oxigénio do ar e o transferem para a corrente sanguínea e, em contrapartida, retiram os resíduos de dióxido de carbono do sangue e transferem-nos para os pulmões, para serem expelidos do corpo através da expiração. Qualquer erro neste processo complexo, que ocorre em apenas alguns segundos, pode provocar lesões pulmonares graves. As doenças pulmonares são o resultado de danos nas pequenas cavidades dos sacos aéreos e brônquios. Um dos métodos de diagnóstico das doenças pulmonares é a radiologia pulmonar. Neste método, o órgão em questão é exposto a raios X e são preparadas imagens dessas partes. O tamanho, a forma e a textura dos pulmões, bem como o espaço à sua volta, são examinados nas imagens de radiologia do tórax.

Com a ajuda destas radiografias, podem ser detectadas quaisquer anomalias, como a presença de tumores e glândulas nos pulmões e alterações na forma e na quantidade de líquido ou de ar acumulado no espaço à volta dos pulmões, que indicam várias doenças, como a tuberculose, a pneumonia, etc. A radiologia produz uma imagem a preto e branco dos órgãos do tórax. As estruturas que bloqueiam a radiação aparecem a branco e as estruturas que permitem a passagem da radiação aparecem a preto.

Utilização da radiologia pulmonar

O médico prescreve uma radiografia ao tórax para examinar e diagnosticar eventuais problemas nesta área. Os sintomas dos doentes incluem:

- ✓ Falta de ar e respiração anormal.

- ✓ Tosse crónica e prolongada.
- ✓ Feridas, fracturas ou dores no peito.
- ✓ Febre.
- ✓ Cancro do pulmão.
- ✓ Enfisema.
- ✓ Verificação do trajeto dos tubos de respiração.
- ✓ Verificar se há líquido ou ar acumulado nos pulmões.

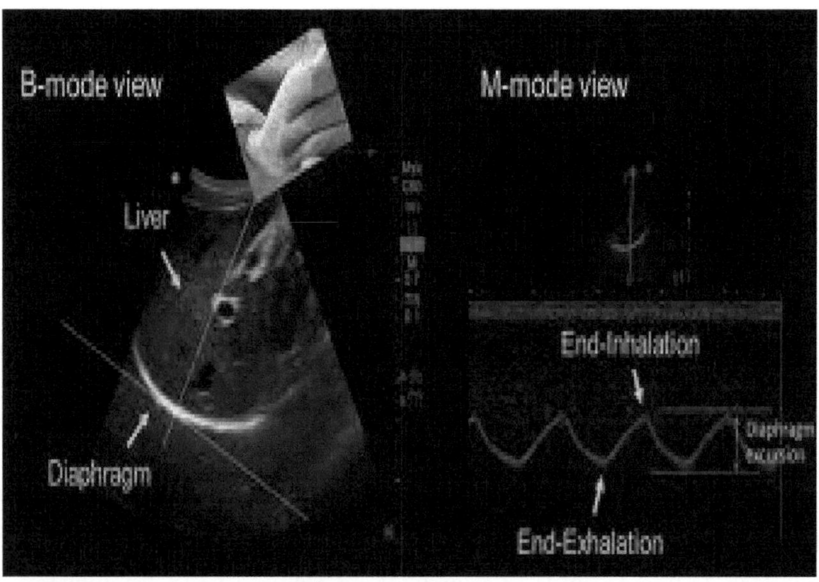

Figura 23. Técnicas de imagem ultra-sonográficas e não ultra-sonográficas na avaliação da disfunção diafragmática

Passos antes da radiografia aos pulmões

Antes de efetuar esta imagiologia, não deve trazer quaisquer dispositivos metálicos, tais como acessórios metálicos como fitas para a cabeça, brincos, óculos, etc. Além disso, informe o seu médico sobre a possibilidade de gravidez ou outras doenças antes de efetuar a imagiologia. Em caso de gravidez, a imagiologia pode ser adiada com o diagnóstico do médico.

Como efetuar uma radiografia aos pulmões?

Durante a aquisição de imagens, o corpo é colocado entre a câmara de raios X e o aparelho de registo de raios X. Pode ser-lhe pedido que se deite em diferentes posições para que as imagens possam ser tiradas de cada lado e da parte da frente do tórax. As radiografias dos pulmões são normalmente examinadas a partir de várias vistas, incluindo:

1- Vista Posterior Anterior: Vista PA nesta vista, o doente está de pé, a cassete é colocada à frente do doente e a radiação é emitida de trás para a frente. Esta vista fornece a imagem mais exacta e clara do pulmão.

2- Vista Anterior Posterior: Vista AP nesta vista, a cassete é colocada atrás do doente, e a radiação é emitida da frente para trás, estando o doente deitado ou sentado.

3- Vista lateral: Nesta vista, que é utilizada para examinar mais de perto os órgãos por detrás da coluna vertebral, o doente fica de lado, levanta os braços e a cassete é colocada à sua esquerda ou à sua direita.

Complicações da radiologia pulmonar

A quantidade de radiação dos raios X é muito baixa. Esta quantidade é ainda mais baixa do que a quantidade de radiação que entra em si a partir do ambiente circundante. Embora os benefícios desta radiografia ultrapassem os riscos, pode ser-lhe dado um avental de proteção. Se estiver grávida ou pensar que pode estar grávida, deve informar o seu médico. Este procedimento pode ser realizado de forma a proteger o abdómen da radiação.

Interpretação de imagens de raios X do pulmão

A interpretação destas imagens é uma tarefa especializada para o seu radiologista e médico. As sombras a preto e branco nesta radiografia dependem da quantidade de radiação absorvida por cada órgão com base na sua composição. As áreas ósseas absorvem mais raios X e aparecem a branco na película. Os órgãos ocos que contêm ar, como os pulmões, aparecem normalmente escuros. As sombras nas imagens de raios X são causadas pela quantidade de raios X absorvida pelos diferentes tecidos. A capacidade dos tecidos para absorver a radiação depende da densidade do tecido. Em geral, existem 4 densidades de tecido (ar, água, gordura, osso ou metal):

1- Densidade do ar: Os tecidos que contêm gás têm baixa densidade e fazem com que mais radiação atinja o filme. Por isso, a sua sombra é mais escura do que a de outras zonas, como na imagem dos pulmões e das vias respiratórias.

2- Densidade da água: Órgãos como o coração, a aorta, os vasos sanguíneos e o diafragma têm densidade de água e são vistos a cinzento claro.

3- Densidade da gordura: Os músculos e a gordura à sua volta, que têm densidade de gordura, são de cor branco-acinzentada e são difíceis de ver, como na imagem dos seios.

4- Densidade óssea ou metálica: A densidade mais elevada está relacionada com os órgãos ósseos que absorvem mais radiação. Estes órgãos são vistos a branco.

Caraterísticas dos pulmões não saudáveis em radiologia

Basicamente, são anormais na radiologia pulmonar. Porque podem aparecer:

- ✓ Demasiado branco.
- ✓ Demasiado preto.

O que é a radiologia pulmonar?

A radiologia pulmonar pode ser utilizada para ajudar os médicos a decidir como tratar as doenças pulmonares. Se uma radiografia ao tórax mostrar que um doente tem pneumonia, o médico pode prescrever antibióticos, ou se uma radiografia ao tórax mostrar que um doente tem cancro do pulmão, o médico pode recomendar outros tratamentos, como cirurgia, quimioterapia ou radioterapia. A radiologia pulmonar é uma ferramenta poderosa para diagnosticar e gerir algumas doenças. É também um procedimento simples e rápido que pode fornecer informações valiosas em apenas alguns minutos. A radiologia pulmonar também pode ser utilizada para diagnosticar uma vasta gama de doenças pulmonares. Uma radiografia ao tórax, que ocorre através de uma radiografia ao tórax, é um exame que utiliza raios X para visualizar as estruturas e os órgãos no interior do tórax. Este exame pode ajudar o seu médico a verificar o bom funcionamento dos seus pulmões. Alguns problemas cardíacos podem causar alterações nos pulmões. Algumas doenças também podem causar alterações na estrutura do coração ou dos pulmões. Estes problemas são frequentemente diagnosticados através de exames de imagem.

Como é feita uma radiografia ao tórax?

Um técnico de radiologia tira fotografias do seu tórax através de raios X. Estes técnicos têm formação nesta área. Para se preparar para uma radiografia ao tórax, ser-lhe-á dada uma bata especial para o proteger dos perigos dos raios X e o técnico pedir-lhe-á que retire quaisquer jóias ou objectos metálicos. Uma radiografia ao tórax envolve normalmente dois passos:

- Coloca-se o tórax contra a placa metálica da máquina de raios X e colocam-se as mãos de lado. Esta posição cria uma imagem da parte da frente do peito. Depois, enquanto coloca o seu lado contra a placa metálica da máquina de raios X e os seus braços estão levantados, esta posição capta uma imagem da parte lateral do seu peito.
- Durante uma radiografia ao tórax, deve permanecer imóvel e suster a respiração. Qualquer movimento, mesmo a inspiração e a expiração, pode desfocar a imagem da radiografia.

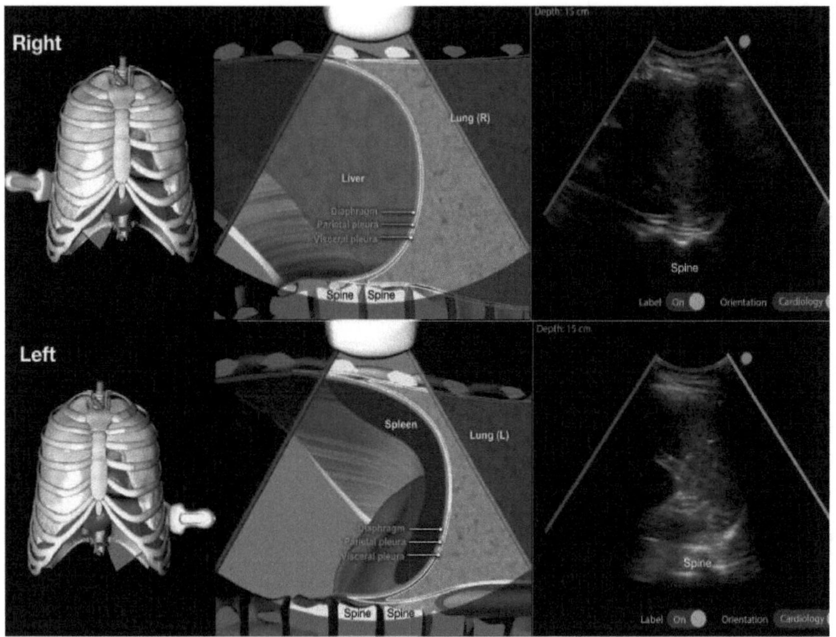

Figura 24. Ultrassom do pulmão: Aplicações clínicas

Qual é a utilidade da radiologia pulmonar?

A radiologia pulmonar é um procedimento não invasivo e indolor que é amplamente utilizado para diagnosticar e monitorizar uma vasta gama de doenças pulmonares. Algumas das suas utilizações incluem:

1- Diagnóstico de doenças pulmonares: Esta imagem pode ser utilizada para diagnosticar uma vasta gama de doenças pulmonares. Entre elas: pneumonia, tuberculose, asma, bronquite, cancro do pulmão.

2- Controlo da doença pulmonar: A radiologia pulmonar pode ser utilizada para monitorizar a evolução de uma doença pulmonar. Por exemplo, para verificar a resposta de um doente ao tratamento ou para determinar se a doença está a progredir.

3- Controlo de lesões pulmonares: Também pode ser utilizado para verificar se existem danos nos pulmões causados por lesões ou outras causas.

4- Planeamento da cirurgia pulmonar: Esta imagiologia pode ser utilizada para ajudar a planear a cirurgia pulmonar. Por exemplo, para determinar a localização exacta de um tumor ou para avaliar a saúde dos restantes pulmões.

Quando é que a radiologia pulmonar é recomendada?

Estes sintomas podem levar o seu médico a prescrever uma radiologia pulmonar:

- ✓ Falta de ar.
- ✓ Tosse.
- ✓ Expetoração com sangue.
- ✓ Dor no peito.

Seguem-se algumas condições médicas específicas em que a radiologia pulmonar é frequentemente pedida:

1- Historial de doença pulmonar: Se tiver antecedentes de doença pulmonar, como pneumonia, tuberculose ou cancro do pulmão, o seu médico pode pedir uma radiologia pulmonar regular para controlar a saúde dos seus pulmões.

2- Exposição a toxinas: Se esteve exposto a toxinas como o amianto ou outros carcinogéneos, o seu médico pode pedir exames de imagem para verificar se existem danos nos pulmões.

3- Antecedentes de cirurgia pulmonar: Se foi submetido a uma cirurgia pulmonar, o seu médico pode pedir uma radiologia pulmonar para verificar a saúde dos seus pulmões após a cirurgia.

Quais são as complicações da radiologia pulmonar?

Este tipo de imagiologia é um procedimento seguro, mas, como em qualquer procedimento de imagiologia por raios X, existe um pequeno risco de danos no ADN.

A radiologia pulmonar é perigosa durante a gravidez?

Informe sempre o seu médico se estiver grávida, mesmo que haja uma pequena possibilidade. Porque os raios X podem prejudicar um feto em desenvolvimento. A quantidade de radiação utilizada numa simples radiografia ao tórax é muito baixa e normalmente não causa problemas na gravidez, mas os médicos continuam a preferir limitar a radiação até depois do parto.

Porque é que precisamos de uma ecografia torácica?

O seu médico irá encaminhá-lo para uma ecografia se detetar excesso de líquido no seu peito. É mais provável que isto aconteça se a quantidade de líquido for pequena. A ecografia dirá ao seu médico se o líquido se deve a uma das seguintes situações

- ✓ Cancro, infeção ou inflamação
- ✓ Fuga de vasos sanguíneos ou linfáticos

A ecografia torácica pode ser utilizada para:

- ✓ Visualizar o coração e as válvulas cardíacas, o que se designa por ecocardiograma
- ✓ Utilizar uma agulha para recolher uma amostra de tecido (biopsia)
- ✓ Utilizar uma agulha para remover líquido do tórax (toracocentese)

Ver como o diafragma se move

A ecografia torácica pode ser utilizada, juntamente com outros tipos de exames imagiológicos, para diagnosticar problemas torácicos. Estes exames podem incluir tomografias computorizadas, raios X e ressonâncias magnéticas.

Riscos de uma ecografia torácica

Uma ecografia não envolve qualquer radiação, mas dependendo das suas condições de saúde específicas, podem existir riscos para as pessoas que precisam de falar com o seu médico sobre os possíveis riscos que uma ecografia pode representar para si. Em alguns casos, uma ecografia pode não ser suficientemente precisa, incluindo:

- ✓ Obesidade grave.

Preparação para um ultrassom do tórax

O seu especialista explicar-lhe-á tudo em pormenor antes da ecografia, mas, para o ajudar a familiarizar-se com os passos, passamos a enumerá-los a seguir:

Poderá ser-lhe pedido que assine um formulário de consentimento. Leia-o atentamente antes de o assinar e peça ajuda ao seu especialista se tiver alguma dúvida.

Normalmente, deve evitar comer ou beber antes da ecografia.

Se está grávida, ou pensa que pode estar grávida, informe o seu médico.

Usar vestuário que possa ser facilmente retirado ou que permita ao radiologista utilizar facilmente a máquina no seu peito.

O gel que é aplicado na sua pele durante o teste não mancha a sua roupa.

O que acontece durante uma ecografia torácica?

Em geral, a este procedimento segue-se uma ecografia torácica:

Ser-lhe-á pedido que retire qualquer vestuário, jóias ou outros objectos que possam obstruir o exame.

Ser-lhe-á pedido que tire a roupa. Neste caso, ser-lhe-á dada roupa mais confortável.

Ser-lhe-á pedido que se deite de lado, de costas ou noutra posição, consoante a zona que pretende examinar com a ecografia.

O técnico aplica um gel transparente na superfície da zona a examinar.

O médico pressiona o transdutor contra a pele e move-o sobre a área a examinar.

Se o fluxo sanguíneo estiver a ser examinado, pode ouvir-se um som "whoosh, whoosh" quando a sonda Doppler é utilizada.

O que acontece depois de uma ecografia torácica?

Não são necessários cuidados especiais após uma ecografia torácica, mas o seu médico ou radiologista pode dar-lhe instruções, dependendo do seu estado. Durante décadas, a ecografia torácica, especialmente dos pulmões, tem sido utilizada para diagnosticar doenças em bebés e crianças. A inflamação e a infeção do tecido pulmonar causam problemas pulmonares.

A entrada de agentes virais, bacterianos, fúngicos ou parasitários nos pulmões provoca uma infeção. A infeção nos pulmões é designada por pneumonia. A pneumonia é muito perigosa para bebés e crianças e o seu diagnóstico é considerado uma emergência. Existem vários métodos de imagiologia para identificar a pneumonia. A maioria dos métodos de imagiologia, incluindo a radiografia e a TAC, utiliza raios X para criar imagens do interior do corpo. A radiação dos raios X pode danificar os tecidos vivos e causar alterações no ADN. Por este motivo, a sua utilização em bebés e crianças que se encontram em fase de desenvolvimento é arriscada. A principal preocupação em relação à radiação de raios X é que aumenta o risco de a criança desenvolver cancro. Por outro lado, para a realização de radiografias e TAC em bebés e crianças, estes devem ser transferidos para o departamento de radiologia.

A transferência para o departamento de radiologia e a utilização de anestésicos para a imagiologia prolongam o processo de diagnóstico e atrasam o tratamento. Em casos de emergência e especiais, recomenda-se a utilização da ecografia torácica em vez da radiografia e da TAC. A ecografia utiliza ondas de ultra-sons para a obtenção de imagens, que são completamente inofensivas. Para realizar uma ecografia pulmonar (LUS), o radiologista cobre o tórax do bebé ou da criança com gel de ultra-sons e coloca a sonda de ultra-sons sobre ele. As imagens são visualizadas simultaneamente no monitor. A ecografia pulmonar demora normalmente entre 10 minutos e meia hora. A utilização de aparelhos de ultra-sons portáteis (de mão) pode ser uma grande ajuda no diagnóstico de problemas pulmonares nos serviços neonatais e pediátricos.

Que órgãos são examinados por uma ecografia torácica?

A glândula timo pode ser bem avaliada com uma ecografia torácica. O timo é uma glândula em forma de pirâmide localizada na parte posterior e superior do esterno. A ecografia pode também examinar o mediastino. O mediastino é a cavidade central do tórax, delimitada à frente pelo esterno, atrás pela coluna vertebral e de ambos os lados pelos pulmões. A ecografia também pode ser utilizada para avaliar derrames pleurais (acumulação de líquido nos pulmões), consolidações pulmonares, movimentos diafragmáticos e, por vezes, tumores em adultos e crianças.

Ao longo do tempo, foram adicionadas mais capacidades às aplicações da ecografia, como a avaliação da parede torácica. O exame da parede torácica pode detetar anomalias nas costelas, fracturas do esterno e perturbações músculo-esqueléticas. A ecografia de massas de tecidos moles no tórax, como mamas, gânglios linfáticos e anomalias vasculares, também foi recentemente acrescentada às aplicações da ecografia. Os ultra-sons podem ser utilizados para diagnosticar embolias ou tromboses causadas por cateteres nos vasos torácicos. As partes não ósseas do corpo dos bebés podem ser examinadas com ultra-sons. A ecografia pulmonar é realizada com base na análise das ondas ecogénicas de ultra-sons e na diferenciação dos artefactos por elas causados.

Atualmente, os vários artefactos da ecografia pulmonar são muito importantes e eficazes na avaliação das condições pulmonares. A interpretação das imagens de ultra-sons de várias patologias pulmonares é conseguida principalmente através da medição da relação gás-líquido do parênquima pulmonar e dos tecidos intersticiais.

A ultrassonografia pulmonar e sua aplicação no diagnóstico de doenças pediátricas e neonatais

A ecografia pulmonar tornou-se uma ferramenta cada vez mais popular para os doentes de emergência. A utilização da ecografia pulmonar em exames de rotina passou por várias fases ao longo dos últimos 50 anos. Alguns dos primeiros artigos que demonstraram o potencial da ultrassonografia pulmonar no diagnóstico de pneumonia foram publicados na década de 1970. Os primeiros artigos estudavam o tórax em todos os seus componentes, desde o mediastino até o diafragma. De acordo com um artigo italiano de Paolo Toma, na segunda metade da década de 1980, Avni e os seus colegas foram os primeiros a registar o diagnóstico da doença da membrana hialina com a ecografia pulmonar.

Em geral, 50% das mortes neonatais ocorrem devido à doença da membrana hialina, também conhecida como síndroma de dificuldade respiratória (SDR). A ecografia pulmonar pode detetar anomalias pulmonares congénitas. A ecografia pulmonar tornou-se uma ferramenta útil na unidade de cuidados intensivos neonatais com uma vasta gama de padrões de diagnóstico para a doença da membrana hialina, taquipneia neonatal (respiração rápida), síndrome de aspiração de mecónio (inalação de fezes fetais para os pulmões), pneumonia neonatal, pneumotórax (acumulação de ar no espaço pleural e colapso do pulmão) e displasia broncopulmonar. A displasia broncopulmonar é uma doença pulmonar crónica.

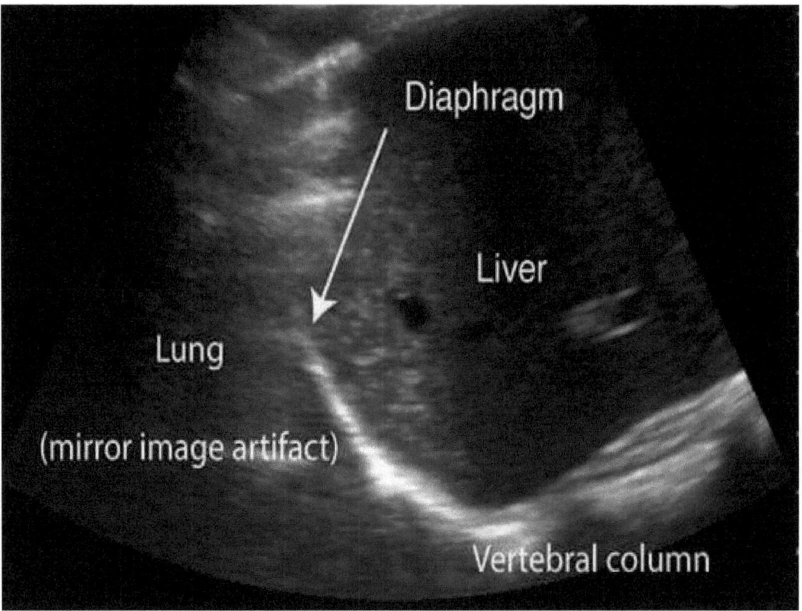

Figura 25. Aplicações traqueais, pulmonares e diafragmáticas da ultrassonografia em modo M em anestesiologia

Os bebés prematuros ou os bebés que nascem prematuramente correm frequentemente o risco de desenvolver displasia broncopulmonar. Esta doença é perigosa e requer cuidados médicos especiais. No entanto, muitos bebés que a desenvolvem recuperam completamente. A displasia broncopulmonar está frequentemente associada à síndrome de dificuldade respiratória, que causa inflamação e cicatrizes nos pulmões.

Em 2007, Copetti e Catararossi descreveram o padrão ultrassonográfico pulmonar da taquipnéia neonatal. No mesmo ano, foi publicado o padrão ultrassonográfico da síndrome do desconforto respiratório. O distúrbio pulmonar mais comum em recém-nascidos é a taquipneia. Os sinais dos pulmões dos recém-nascidos nestas condições são muito sensíveis. No ultrassom inicial de todos os recém-nascidos, as linhas B são vistas como altamente comprimidas nas regiões inferiores dos pulmões. No entanto, estas linhas aparecem como não comprimidas na metade superior dos pulmões. Mais brancura nas imagens indica alterações na superfície pulmonar. Os autores enfatizam a deteção de irregularidades nas linhas pleurais e consideram-na como uma caraterística da síndrome de dificuldade respiratória.

No entanto, a radiografia torácica continua a ser essencial para a visualização do tórax, linhas, tubos, fios e fugas de ar. Isto levou à integração da radiografia torácica com imagens de ultrassom. Além disso, o diagnóstico de pneumotórax na ecografia pulmonar é um diagnóstico difícil, tal como o enfisema (perda de elasticidade pulmonar).

NICU Papel dos dispositivos de ultrassom portáteis na unidade neonatal

As técnicas de imagiologia nem sempre estão disponíveis. Este desafio levou ao desenvolvimento de aparelhos de ultra-sons portáteis. A ecografia pulmonar é uma alternativa adequada à radiografia do tórax como método de diagnóstico para determinadas condições, como o diagnóstico de pneumonia em bebés e crianças. Em geral, a ecografia pulmonar foi desenvolvida para o diagnóstico de doenças pediátricas.

Isto foi especialmente expandido no diagnóstico de pneumotórax. Estudos recentes demonstraram a utilização e os achados da ecografia pulmonar na síndrome de dificuldade respiratória neonatal, na taquipneia transitória (respiração rápida) em recém-nascidos (TTN ou o antigo termo pulmão húmido) e noutras doenças pulmonares. Além disso, a LUS é utilizada para encontrar pequenas massas densas nas margens dos pulmões, para visualizar pequenos derrames pulmonares e até para diagnosticar pneumotórax em recém-nascidos. O diagnóstico de taquipneia em bebés prematuros ou de termo continua a ser um desafio para os médicos.

Uma vez que a taquipneia não tem um diagnóstico específico e é considerada um diagnóstico diferencial, existem muitos desafios relativamente à precisão das novas opções de imagiologia que permitem uma diferenciação rápida. Entretanto, os sintomas do recém-nascido e a informação clínica podem ajudar a fazer um diagnóstico mais preciso. Infelizmente, existem muito poucos estudos que comparem a ecografia pulmonar com a tomografia computadorizada padrão.

Em geral, a ultrassonografia pulmonar é menos sensível do que outras modalidades de imagem no diagnóstico diferencial de doenças pulmonares. No entanto, a utilização da ultrassonografia pulmonar foi desenvolvida para o diagnóstico rápido de doenças neonatais na UCI neonatal e na pediatria.

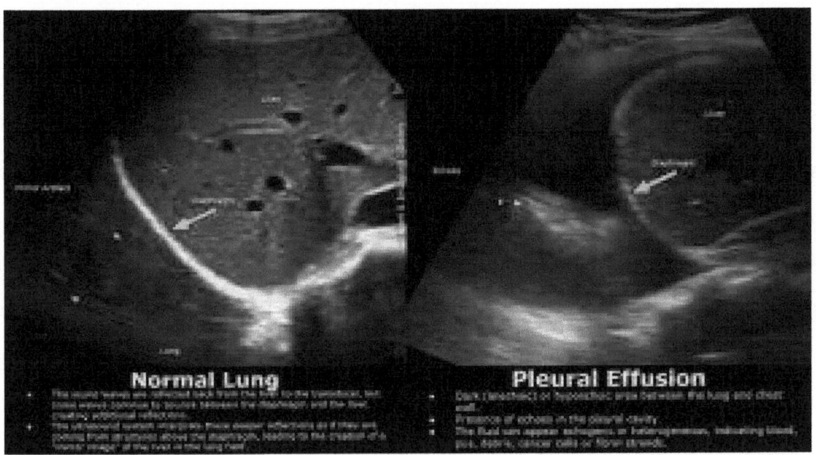

Figura 26. Aparência da imagem do ultrassom pulmonar normal versus derrame pleural

O que é o pneumotórax e como é diagnosticado com a ecografia pulmonar?

Devido à penetração de ar livre entre as duas camadas da pleura (a fina membrana dos pulmões), parte ou a totalidade de um pulmão colapsa, o que se designa por pneumotórax. Naturalmente, a pronúncia correta é Nomo tórax. A falta de ar e a dor no peito são sintomas comuns do pneumotórax. A ecografia é realizada para diagnosticar o pneumotórax em situações de emergência.

O critério ultrassonográfico mais importante para o diagnóstico de pneumotórax é a ausência de visualização das partes laterais do pulmão, que tem uma sensibilidade de cerca de 95%. No entanto, os movimentos respiratórios do pulmão podem não ser vistos em doentes com edema grave, como asma, aspiração extracorporal ou enfisema. Estudos demonstraram que o diagnóstico de pneumotórax depende da experiência do operador de ultrassom. A ecografia pulmonar é uma técnica tridimensional que cobre cerca de 70% da superfície pulmonar.

Infelizmente, a ecografia pulmonar não consegue examinar as vias aéreas centrais e não consegue avaliar a membrana hilar e as lesões que estão distantes da pleura. A hila é uma área compacta e triangular que permite a entrada dos brônquios, vasos sanguíneos e nervos no pulmão. A ecografia pulmonar pode acrescentar informações à radiografia torácica e complementar as abordagens clínicas. Infelizmente, os estudos nesta área são limitados, de tal forma que menos de 10% dos artigos relacionados com a ecografia pulmonar foram publicados em revistas de radiologia nos últimos 10 anos.

Apesar da ampla utilização da ultrassonografia em vários campos da medicina desde a segunda metade do século XX, seu uso na investigação de doenças pulmonares tem sido limitado ao espaço pleural e ao derrame pleural. Nos últimos anos, com as pesquisas realizadas por Targhetta e Lichtenstein na década de 1990, iniciou-se uma nova era de utilização da ultrassonografia no diagnóstico das doenças torácicas. Ao contrário da radiografia do tórax, que se baseia na transmissão ou absorção dos raios X através dos tecidos e no seu efeito na película, na ecografia as ondas sonoras não causam qualquer complicação ao organismo. Por este motivo, pode ser utilizada repetidamente para monitorizar o tratamento ou o estado da doença.

Felizmente, com o avanço da tecnologia, os aparelhos de ultrassom passaram de aparelhos grandes, complexos e não potáveis para aparelhos pequenos, simples e portáteis. Esses aparelhos portáteis podem ser utilizados no diagnóstico e avaliação de casos de emergência de doenças como líquido intra-abdominal, tamponamento, pneumotórax, o que fez com que a ultrassonografia ganhasse um lugar especial na UTI, pronto-socorro e ambulatório. A Ultrassonografia Torácica (UST) não pode substituir os métodos de imagem, mas devido à sua segurança e repetibilidade, pode melhorar os métodos de diagnóstico e acelerar a tomada de decisões clínicas. A avaliação de doença hiper pleural, doenças parenquimatosas, avaliação da função do diafragma, auxílio na biópsia pleural e massas anexas ao tórax são casos em que a ultrassonografia é útil.

Princípios físicos dos ultra-sons

Cada aparelho de ultra-sons tem dois componentes principais:

1- Secção de geração de som.

2- Secção de geração de imagens.

A geração de som é por diagnóstico e aumento da velocidade na tomada de decisões clínicas. A avaliação da doença hiper pleural, das doenças parenquimatosas, a avaliação da função do diafragma, o auxílio na biópsia pleural e das massas anexas ao tórax são casos em que a ecografia é útil. Como resultado da passagem de corrente eléctrica através dos cristais e da reorganização das cargas positivas e negativas alternadamente através da mudança dos pólos positivo e negativo, as dimensões dos cristais alteram-se.

Este fenómeno provoca a compressão-descompressão do ar circundante, a que se segue a criação de ondas de ultra-sons. As ondas produzidas têm uma frequência de 2 a 20 MHz e estão muito acima do limite da audição humana. A velocidade das ondas de ultra-sons varia em função do ambiente e da densidade dos objectos. Se estas ondas entrarem noutro ambiente com uma densidade diferente da de um ambiente, são criados vários estados. Algumas são reflectidas, outras penetram no ambiente seguinte, outras são refractadas e outras são absorvidas por esse ambiente e convertidas em calor. Se as ondas reflectidas atingirem o cristal piezoelétrico, provocam a alteração das suas dimensões e geram eletricidade.

Quanto maior for a quantidade de reflexão, maior é a alteração das dimensões do cristal, pelo que gera mais eletricidade, que é apresentada como um espetro de pontos pretos a brancos no ecrã. De facto, a produção de som é a conversão de energia eléctrica em energia mecânica, e a produção de imagem é a conversão de energia mecânica em energia eléctrica.

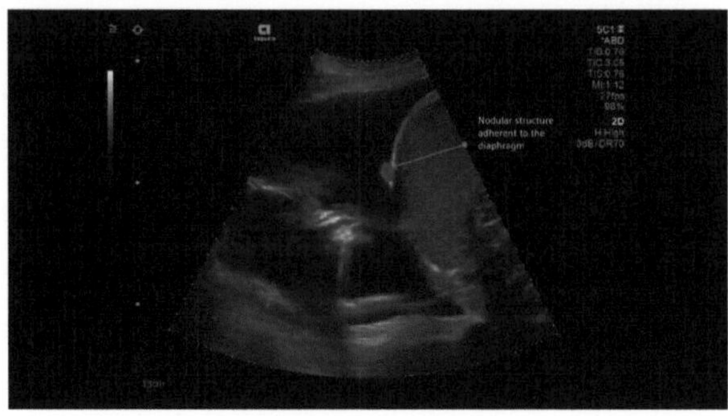

Figura 27. Livro Branco: Ultrassom pulmonar em pacientes com doença por coronavírus COVID-19

Referências

Kolahdouzan, K., Nazari, B., (2023), Strategies for the prevention of postperative chronic pain: Perioperative pain management after total joint replacement: a systematic review, Eurasian Journal of Chemical, Medicinal and Petroleum Research 2(2), 129-146

Mehdinavaz Aghdam, A., Rousta, F., (2023), Investigating the Risk Factors of Hypoparathyroidism after Total Thyroidectomy, Eurasian Journal of Chemical, Medicinal and Petroleum Research 2(2), 147-158

Hashemzadeh, K., Dehdilan, M., (2023), Determining the Contribution of Hyperlipidemia to Mortality Post anesthesia in Patients who are Candidates for Coronary Artery Graft Surgery, Eurasian Journal of Chemical, Medicinal and Petroleum Research 2(2), 159-168

Ahmadpour, A., (2023), Re-Boiler Simulation of Separation Tower of Methanol to Propylene Conversion Unit, Eurasian Journal of Chemical, Medicinal and Petroleum Research 2(1), 54-59

Alahgholi, A., Baradaran Bagheri, R., (2022), Caracterização da disfunção do joelho, cirurgia do joelho e factores de risco relacionados durante a gravidez: revisão sistemática, Eurasian Journal of Chemical, Medicinal and Petroleum Research 1(4), 250-259

Alahgholi, A., Baradaran Bagheri, R., (2022), Pregnancy-Related Hand & Wrist Problem; Focus in surgery: Systematic Review, Eurasian Journal of Chemical, Medicinal and Petroleum Research 1(4), 237-249

Baradaran Bagheri, R., (2022), Gestão de Tumores Cerebrais na Gravidez de Fertilização In Vitro: Revisão sistemática, Eurasian Journal of Chemical, Medicinal and Petroleum Research 1 (4), 223-236

Yasrebi, S., Baradaran Bagheri, R., (2022), Efeito da capacidade da enoxaparina para o sucesso e o resultado neonatal da fertilização in vitro, Eurasian Journal of Chemical, Medicinal and Petroleum Research 1(5), 140-152

Baradaran Bagheri, R., (2022), Oxytocin during Elective Caesarean Section and Risk of Severe Postpartum Haemorrhage, Eurasian Journal of Chemical, Medicinal and Petroleum Research 1(5), 126-139

Moradi, A., Abedini, N., (2022), Effect of Dministration of Tranexamic Acid in Total Knee Arthroplasty, Eurasian Journal of Chemical, Medicinal and Petroleum Research 1, 111-125

Fattah, V., Irajian, M., (2022), Investigando o Efeito do Ácido Hialurónico no Controlo da Dor na Artroplastia Total do Tornozelo: Uma revisão sistemática, Eurasian Journal of Chemical, Medicinal and Petroleum Research 1(5), 23-40

Dehdilan, M., Hashemzadeh, K., (2022), Duração da estadia no hospital e na unidade de cuidados intensivos em doentes após cirurgias de válvulas cardíacas, Eurasian Journal of Chemical, Medicinal and Petroleum Research 1(4), 198-209

Irajian, M., Fattahi, V., (2022), Investigating the Effect of Tranexamic Acid on Reducing Bleeding in Knee Arthroplasty and Improving Joint Function: A systematic review, Eurasian Journal of Chemical, Medicinal and Petroleum Research 1(4), 210-222

Akhlaghdoust, M., et al., (2019), International Journal of High-Risk Behaviors and Addiction, 8(3); e94612

Aldulaim, AKO., et al., (2022), As Caraterísticas Antibacterianas de Nanopartículas de Carbono Fluorescentes Modificadas por Revestimento Macio de Dentadura de Silicone. J Nanostructures;12(4); 774-781.

Al-Makki, A., et al. (2022), Hypertension pharmacological treatment in adults: a World Health Organization guideline executive summary (Tratamento farmacológico da hipertensão em adultos: resumo executivo das diretrizes da Organização Mundial de Saúde). Hypertension; 79:293-301.

Asgari, Z., Pahlavanzadeh, S., Alimohammadi, N., Alijanpour, S., (2019), Qualidade dos cuidados de enfermagem holísticos do ponto de vista dos enfermeiros de cuidados intensivos. J Crit Care Nurs; 12(1):9-14.

Askari, R., Goudarzi, R., Fallahzade, H., Zarei, B., Dehqani Tafti, A., (2012), Efficiency appraisal of Yazd University of Medical Sciences hospitals by quantitative approach data envelopment analysis (DEA). J Payavard Salamat; 6(3):215-24.

Ayoubian, A., Navid, M., Moazam, E., Hoseinpour-fard, M., Izadi M., (2013), Evaluation of intensive care unit and comparing it with existing standards in hospitals of Isfahan. J Mil Med; 14(4).

Bayatmanesh, H., Zagheri Tafreshi, M., Manoochehri, H., Akbarzadeh Baghban, A., (2019), Observação da segurança do paciente por enfermeiros que trabalham nas unidades de terapia intensiva de hospitais selecionados afiliados à Universidade de Ciências Médicas de Yasuj. Iran South Med J; 21(6):493-506.

Behrouzi, F., Shaharoun, AM., Ma'aram, A., (2014), Applications of the balanced scorecard for strategic management and performance measurement in the health sector. Aust Health Rev; 38(2):208-17.

Chaboyer, W., Chamberlain, D., Hewson-Conroy, K., Grealy, B., Elderkin, T., Brittin, M., et al., (2013), CNE article: safety culture in Australian intensive care units: establishing a baseline for quality improvement. Am J Crit Care; 22(2):93-102.

Chen, S-L., Chen, K-L., Lee, L-H., Yang, C-I., (2016), Working in a danger zone: Um estudo qualitativo das experiências de trabalho dos enfermeiros taiwaneses numa enfermaria de isolamento por pressão negativa. Am J Infect Control; 44(7):809-14.

Eriksson, J., Gellerstedt, L., Hillerås, P., Craftman ÅG., (2018), Percepções dos enfermeiros registados sobre cuidados seguros em departamentos de emergência sobrelotados. J clin nurs; 27(5-6): e1061-7.

Fathi, E., Malekshahi Beiranvand, F., Hatami, Varzaneh A., Nobahari, A., (2020), Desafios dos profissionais de saúde durante o surto de Coronavírus: O estudo qualitativo. J Res Behav Sci. 2020; 18(2):237-48.

Fazaeli, S., Yousei, M., Arfa Shahidi, N., Behboudifar, A., (2020), Comparação dos padrões de qualidade dos cuidados públicos nas enfermarias de emergência, infecciosas e não infecciosas do Hospital Imam Reza em Mashhad: Antes e depois do início da pandemia de Covid 19. J Mod Med Inf Sci. 2020; 6(2):40-50.

Gazerani, A., Aliakbari, R., Habibzadeh, M., Haresabadi, M., (2015), Avaliação do estado de segurança no bloco operatório segundo as normas da Organização Mundial de Saúde para um hospital amigo da segurança. J North Khorasan Univ Med Sci. 2015; 6(4):895-903.

Guida JL., Agurs-Collins, T., Ahles, TA., Campisi, J., Dale, W., Demark-Wahnefried, W., Dietrich, J., Fuldner, R., Gallicchio, L., Green PA., et al. (2021), Estratégias para prevenir ou remediar o cancro e o envelhecimento relacionado com o tratamento. J Natl Cancer Inst;113(2):112-122.

Imani R., Noroozi Seyed Hosseini, H., (2023), Comment on "Factors affecting STEMI performance in six hospitals within one healthcare system". Coração Pulmão; 57:290. PMID: 35902305.

Irajian, M., Beheshtirooy, A., (2016), Avaliação da frequência de osteomielite de ossos longos em pacientes traumáticos submetidos a cirurgia ortopédica no Imam Reza (AS) Hospital-Tabriz. Int. J. Curr. Micro biol. App. Sci; 5(1); 818-825.

Irajian, M., Faridaalaee, G., (2016), Establishing a Field Hospital; a Report on a Disaster Maneuver, Iranian Journal of Emergency Medicine; 3(3); 115-118.

Jadidi, R., Noroozi, A., Moshri, E., (2009), The relationship between physical and human resources in the Intensive Care Units and patients' mortality rate in Hospitals of Markazi Province's: 2007. J Arak Uni Med Sci. 2009; 12(2):29-38.

Malekzadeh, R., Heydari, K., Moosazadeh, M., Assadi, T., (2021), Incidência e gravidade da COVID-19 no pessoal hospitalar e sua relação com a vacinação contra a gripe na província de Mazandaran. J Mazandaran Unit Med Sci. 2021; 31(199):12-9.

Mazhari, Z., Adel, A., (2015), Patient safety status in hospitals of Tehran-patient safety friendly hospitals standards. J Payavard Salamat; 8(5):379-89.

Mehrabian, F., Rahbar Taramsari, M,, Keshavars Mohamadian, S., (2014), Qualidade dos serviços nos centros de formação e de emergência médica. J Guilan Univ Med Sci; 23(89):15-21.

Moini, L., Fani, A., Peyroshabany, B., Baghinia, M., (2011), Avaliação dos padrões dos serviços de saúde e comparação da mortalidade prevista e da mortalidade real em pacientes internados nos Hospitais Valiasr e Amiralmomenin de Arak pelo sistema de pontuação APACHE IV (2009-2010). J Arak Uni Med Sci; 14(4):79-85.

Murthy, S, Leligdowicz, A, Adhikari, NK. (2015), Intensive care unit capacity in low-income countries: Uma revisão sistemática. PloS one; 10(1): e0116949.

Nabiuni, M., et al., (2023), The Impact of Social Networks on Enhancing Safety and Efficacy Outcomes in Low-Dose Rituximab Treatment for Central Nervous System Demyelinating Diseases, Interdisciplinary Journal of Virtual Learning in Medical Sciences; 14 (3); 206-215

Nabiuni, M., et al., Investigation of Types of Neuropathies in the Brain and Nerves, Eurasian Journal of Chemical, Medicinal and Petroleum Research, 2023; 2 (5); 1-15

Naghdipour M., Ebrahimzadeh F., Azadehrah M., Boostan A., (2021), O efeito da fadiga dos músculos do pavimento pélvico na incontinência urinária de esforço: Uma revisão sistemática, Iranian Journal of Obstetrics, Gynecology and Infertility; 24(7); 29-36

Otaghvar, HA., et al., (2023), Investigating the Results of Amniocentesis in the Operating Room on Children's Acute Second Degree Burn Wounds in Patients Referred to Shahid Motahari Hospital, Eurasian Journal of Chemical, Medicinal and Petroleum Research, 2023; 2 (5); 32-44

Parsa, S., et al., (2023), BCL11B está envolvido na diferenciação de queratinócitos induzida pelo stress e tem um papel potencial na patogénese da psoríase, Cell Journal (Yakhteh); 25 (5); 300

Rahi, D., Abbassi, S., Tajbakhsh, N., (2024), A systematic Review on Epidemiologic Study on Radiolucent lesions in Patients Referred to Radiology Departments, Eurasian Journal of Chemical, Medicinal and Petroleum Research, 3 (3), 1016-1035

Sadeghi, A, Hosseini, SB. (2017), O papel da cor na aceleração do processo de recuperação num estudo de caso hospitalar: Imam Khomeini Hospita. J Archit Urban Plan; 9(17):5-20.

Strongman, H., Gadd, S., Matthews, A, Mansfield, KE., Stanway, S., Lyon, AR., (2019), Dos-Santos-Silva, I., Smeeth, L., Bhaskaran, K., Riscos a médio e longo prazo de doenças cardiovasculares específicas em sobreviventes de 20 cancros adultos: um estudo de coorte de base populacional utilizando múltiplas bases de dados de registos de saúde electrónicos do Reino Unido. Lancet; 394(10203):1041-54.

Tahmasebi, E, et al., (2020), Nanomateriais actuais e avançados em medicina dentária como agentes de regeneração: Uma atualização, Journal of Materials Research and Technology; 9(5): 11731-55.

Unger, T., Borghi, C., Charchar, F., Khan, NA., Poulter, NR., Prabhakaran, D., Ramirez, A, Schlaich, M, Stergiou GS., Tomaszewski M, et al. (2020) Diretrizes práticas globais da Sociedade Internacional de Hipertensão para a hipertensão. Hypertension; 75:1334-1357.

Kolahdouzan, K., Nazari, B., (2023), Strategies for the prevention of postperative chronic pain: Perioperative pain management after total joint replacement: a systematic review, Eurasian Journal of Chemical, Medicinal and Petroleum Research 2(2), 129-146

Mehdinavaz Aghdam, A., Rousta, F., (2023), Investigating the Risk Factors of Hypoparathyroidism after Total Thyroidectomy, Eurasian Journal of Chemical, Medicinal and Petroleum Research 2(2), 147-158

Hashemzadeh, K., Dehdilan, M., (2023), Determining the Contribution of Hyperlipidemia to Mortality Post anesthesia in Patients who are Candidates for Coronary Artery Graft Surgery, Eurasian Journal of Chemical, Medicinal and Petroleum Research 2(2), 159-168

Hashemzadeh, K., Dehdilan, M., (2022), Results of Cardiac Surgeries in Pediatric Requiring Cardiac Surgery Hospitalized in the Intensive Care Unit, Eurasian Journal of Chemical, Medicinal and Petroleum Research 1(4), 189-197

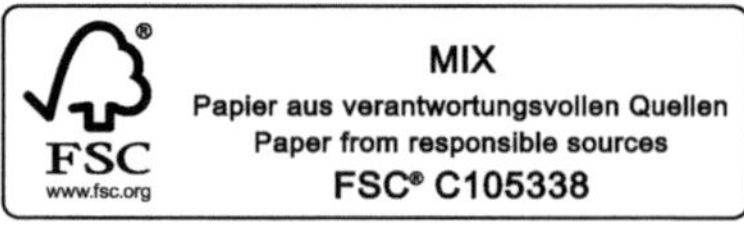

Printed by Books on Demand GmbH, Norderstedt / Germany